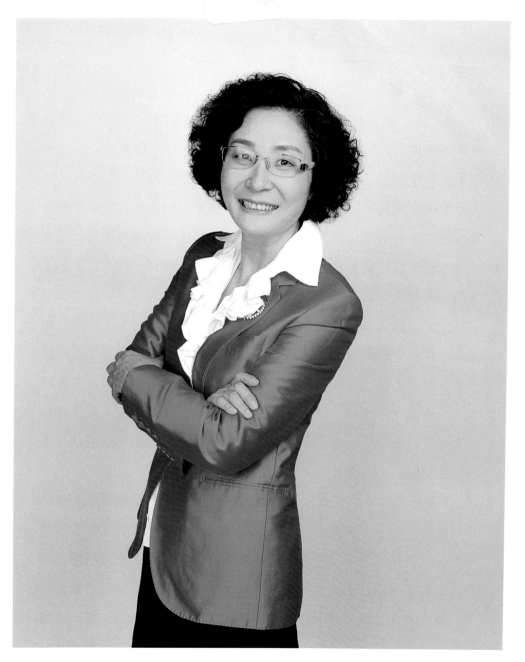

韩学杰研究员

作者简介

韩学杰，研究员，主任医师，医学博士，博士生导师，沈氏女科第20代传人，第三批全国老中医药专家学术经验继承人。现任中国中医科学院中医临床基础医学研究所规范标准研究中心执行主任，中国中医科学院中医药规范标准研究中心副主任，国家中医药管理局中医药标准化工作办公室副主任，国家中医药管理局沈氏女科学术流派工作室负责人。兼任WTO/TBT国外通报评议专家，国家发改委药品价格评审专家，第三届全国中医药名词术语审定委员会副秘书长，国家卫健委健康科普专家库第一批成员，中国标准化协会中医药分会副秘书长，中国民间中医医药研究开发协会沈氏女科分会常务副会长，中华中医药学会心病分会第一届副主任委员兼秘书长，北京市中医药妇幼保健工程主讲专家，北京卫视《养生堂》主讲专家，先后在10余家卫视做养生保健讲座。2008年被中华中医药学会评为"全国百名杰出青年中医"。

主要研究方向：中医心病的诊治规律研究、中医标准化共性技术研究、中医学术流派的传承与发展研究、中医三维望诊体系构建研究。代表性著作有《中医优生优育诊疗培训教程》《沈绍功临证经验辑要》《观外识内疾——韩学杰望诊大揭秘》《沈绍功验案精选》等，相关著作92部，发表学术论文233篇，其中SCI 7篇，主持课题94项，曾获得多项中医药奖项。

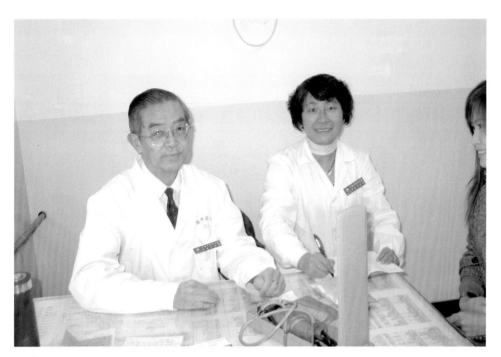

侍诊恩师沈绍功教授

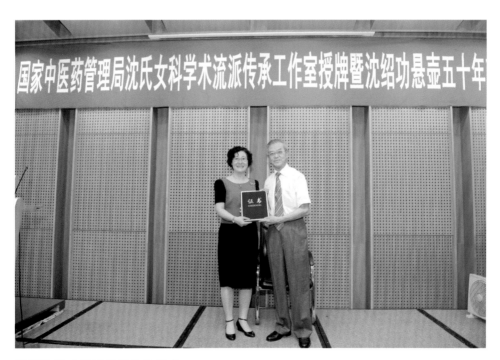

恩师沈绍功教授颁发收徒证书

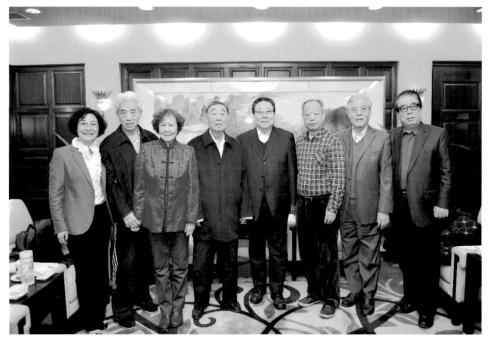

与纪正昆主任（右四）、王永炎院士（左四）、国医大师薛伯寿（左二）、国医大师晁恩祥（右二）、国医大师张大宁（右一）、全国名中医李乾构（右三）、全国名中医肖承悰（左三）合影

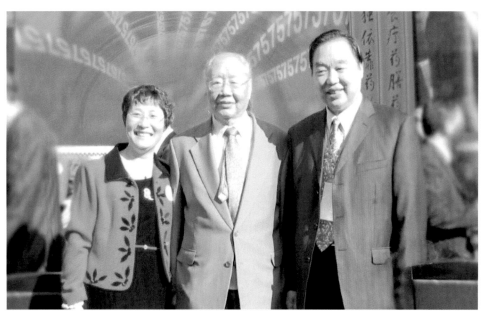

与国医大师朱良春（中）、张学文（右）合影

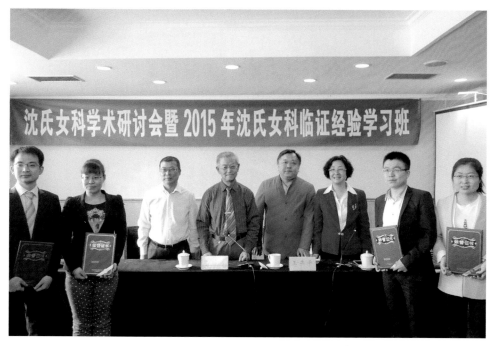

与恩师沈绍功教授（左四）、中国中医科学院中医临床基础医学研究所王燕平书记（右四）、师弟沈宁（左三）为部分21代弟子颁发证书

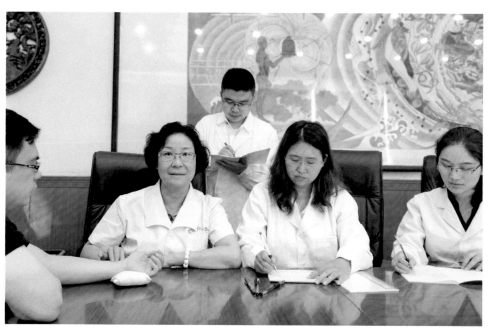

韩学杰研究员临床带教王丽颖博士（右二），刘大胜博士（右三），郜亚茹博士（右一）

致敬韩学志教授大作问世

典华美界
经精人世
承享福惠
继分造恩

张雁灵
二〇二〇年四月二日

中国医师协会会长、世界华人医师协会会长张雁灵题词

用信息技术传承创新，
将沈氏妇科发扬光大，造福人民。

奚国华 2020.4.5

中国移动原党组书记、董事长奚国华题词

中医药标准化是中医临床的重要基础与手段。韩学杰博士将标准的共性与中医辨证论治的个性有机结合，开创了"中医九法五径"，为中医临床提出了新的路径和法则。她编写的《沈氏女科临证发挥·中医九法五径法则临证妙用》为中医标准化奠定了基石，体现了中医临床精髓的传承、创新、突破与发展。同时也体现了她"终身勤奋，矢志不渝"的追求与求真精神，值得称赞与弘扬！

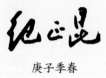

庚子季春

国家标准化管理委员会原主任、中国标准化协会理事长纪正昆题词

"九法五径"提纲挈领，执简驭繁是指导临床实践的法门。

雷忠义 庚子春

国医大师雷忠义题词

恩师沈氏女科第 19 代传人沈绍功教授题词

沈氏女科临证发挥

——中医**九法五径**法则临证妙用

韩学杰◎著

王丽颖　刘大胜　张晗
李玉坤　韩超　韩睿◎整理

中国健康传媒集团
中国医药科技出版社

内容提要

　　本书是根据韩学杰跟师沈绍功临证带教期间的学习笔记系统整理编纂而成，其中不仅有沈氏女科学术思想的总述，还分系统、病种再现了沈氏女科的治疗经验，每篇笔记后均有沈先生给予的批阅意见，概括性地总结了疾病的治疗经验。韩学杰在整理跟师经验的基础上，融入自己 30 余年的临证体悟，创新性地提出了"九法五径"的核心思想，并对这一思想进行了系统的阐述。全书内容翔实，思路新颖，观点明确，贴近临床，是中医临床从业者必不可少的一本案头书。

图书在版编目（CIP）数据

　　沈氏女科临证发挥：中医九法五径法则临证妙用 / 韩学杰著；王丽颖等整理 . — 北京：中国医药科技出版社，2020.9
　　ISBN 978-7-5214-1893-4
　　Ⅰ . ①沈… 　Ⅱ . ①韩… ②王… 　Ⅲ . ①中医妇科学－中医临床－经验－中国－现代　Ⅳ . ① R271.1

　　中国版本图书馆 CIP 数据核字（2020）第 103448 号

美术编辑　陈君杞
版式设计　也　在

出版	**中国健康传媒集团** | 中国医药科技出版社
地址	北京市海淀区文慧园北路甲 22 号
邮编	100082
电话	发行：010-62227427　邮购：010-62236938
网址	www.cmstp.com
规格	710×1000mm $^1/_{16}$
印张	11 $^1/_2$
字数	184 千字
版次	2020 年 9 月第 1 版
印次	2023 年 8 月第 4 次印刷
印刷	北京市密东印刷有限公司
经销	全国各地新华书店
书号	ISBN 978-7-5214-1893-4
定价	**46.00 元**

获取新书信息、投稿、为图书纠错，请扫码联系我们。

王序

中医理论的根基始源于史前期的河图洛书与负阴抱阳的太极图，蕴育着深邃的哲学思想，体现了优秀的中华传统文明，又博采外来文化精华而具有强劲的生命力。传统文明中的"天道自然一体"是一种存在也是一种运动，绝不仅是过去，而是承接过去、今天、未来的历史流程，应该秉持学习、继承、质疑、创新的态度，不断更新学术框架、立足学科发展。科学与人文融合是中医药学的双重属性，也正是后科学时代要研究的主要对象。中医药学重视临床，重视临床思维的方法，中医诊疗能否取得疗效，关键在于悟性，在于思维、思想、思考、思辨的能力，还要靠实践中临床鲜活的经验积累。《素问·方盛衰论》言："知丑知善，知病知不病，知高知下，知坐知起，知行知止，用之有纪，诊道乃具，万世不殆。"达到此种境界，唯读经典，做临床，参名师方能悟妙道。

沈先生幼承庭训，是上海沈氏女科第19代传人，而后接受学院教育，先后在中国中医科学院广安门医院、中医基础理论研究所工作，退休后为我所特聘专家。他融合临床经验、科研成果与传承600余年的沈氏女科精华，先后撰写了多部著作。沈先生的临床经验是一笔宝贵的财富，应认真传承发扬。学生学杰是沈先生的硕、博士研究生，也是原国家人事部、原卫生部、国家中医药管理局认定的沈先生学术经验继承人，也是"沈氏女科第 20 代传人"，沈氏女科 600 余年首位"异姓传人"，跟随沈先生学习 21 年，沈先生评价其忠心耿耿，思路敏捷，聪明有悟性。

学杰临证 30 余年，不断地总结沈先生的临证思路和处方原则，传承沈先生临证的一药、一法、一方，并在临床得以验证和提高。此次学杰分系统、病种整理了跟师期间的笔记，每篇笔记后均有沈先生给予的批阅意见，并将自己三十多年的临床领悟总结为九法五径，付梓成书。通过全面再现其学习过程，在继承基础上进行了发扬和创新，希望读者能够找到跟师学习的经验，了解临证的简捷法门。

传，传递、传授；承，继承。传承是创新的基础，创新才是传承的目的，吾辈承担着中医药文化的维系者和推动者的双重角色，要在继承基础上有所突破。医学是人学，以人为本注入儒家仁学、仁义、仁德、仁心、仁术，医者必须顺自然合规律性，精勤不倦、博极医源、求真储善、造福民生，以创新为第一要务而嘉惠医林。

中央文史研究馆馆员

王永炎

庚子季春

张序

传承与创新是中医药发展永恒的主题，中医传承既要遵循知识传承的一般规律，更要遵循中医自身的规律。2019年10月25日召开的全国中医药大会中，习近平总书记提出要"传承精华，守正创新"，如何"守正"是中医药人"传承精华"的重点。中医药学作为中华传统文化的瑰宝，数千年来最主要的传承方式就是"口传心授"的师徒传承，这一方式使中医后学可以站在前人的肩膀上继续前进，促进中医药学不断发展创新，这是"守正创新"最直接和有效的方法。

中国中医科学院韩学杰主任医师是全国第三批老中医药专家学术经验继承工作指导老师、沈氏女科第19代传人、中国中医科学院主任医师沈绍功先生的高徒，也是沈先生的硕、博士研究生，先后跟师10余年，深得沈先生真传，并于2002~2006年跟随沈先生进行为期四年的"全国名老中医药专家学术经验继承人"的学习，之后被原国家人事部、原卫生部、国家中医药管理局认定为沈先生学术经验继承人，同时沈先生也打破家族600余年"传男不传女，传里不传外"的家规，将韩学杰主任医师收为"沈氏女科第20代传人"，也是沈氏女科600余年来首位"异姓传人"，这些都说明沈先生对其学术、人品的认可，也体现了他们之间深厚的师徒情谊。

　　本书是韩学杰主任医师首次将跟师期间学习笔记系统整理编纂而成，其中不仅有沈氏女科学术思想的总述，还分系统、病种再现了跟师期间的笔记，每篇笔记后均有沈先生给予的批阅意见，让我们看到了师徒之间严谨、扎实的学术作风；最后，韩学杰主任医师在整理跟师经验的基础上，融入自己30余年的临证体悟，创新性地提出了"九法五径"的核心思想，并对这一思想进行了系统地阐述，这一学术思想的提出，也体现韩学杰主任医师真正做到了在"传承"的基础上"创新"。全书内容翔实，思路新颖，观点明确，贴近临床，是中医临床从业者必不可少的一本案头书。

　　书稿即将付梓，邀我为序，有感于韩学杰主任医师认真治学的态度与传承恩师学术的拳拳之心，欣然为序。希望此书的问世可以告慰沈绍功先生，其学术成就得以在其学术继承人身上发扬传承，更好地服务患者！

国医大师
庚子季春

前言

中医药学是中华文明的瑰宝，也是打开中华文明宝库的钥匙。在5000余年中华文明史中，中医药都以其独特的疗效护佑着中华民族的健康，在2019年底至2020年初的新冠肺炎疫情期间，中医药再次在抗疫战中发挥了重要作用，也让我们更加迫切地认识到传承与发展中医药的必要性。中医药作为一门长期医疗实践积累起来的经验医学，其生命力在于传承与创新。"传承"就是要不断地汲取中医先哲与师辈们的宝贵经验，取其精华，去其糟粕，继承学习，少走弯路，更快地理解中医学的精髓与奥秘；"创新"则需要在个人长期的临床实践中，根据个人的体悟，结合现代技术与时代背景，提出新的观点及理论，不断充实完善中医学的理论体系与实践技术，从而进一步促进中医学的发展，这是中医学人责无旁贷的担当，也是我辈义不容辞的使命。

笔者有幸认识恩师沈绍功教授，如今踏入杏林已逾30年之久。1989年，笔者自原陕西中医学院医疗系毕业后，进入中国中医科学院广安门医院急诊科工作，在工作7年之后，发现自己中医诊治疾病的水平与临床所需相差太远，曾有幸在几次会议上聆听恩师沈绍功教授讲课，也曾拜读过他编写的书籍，其为人耿直豪爽，医德医术令我心生敬佩。因此，我下定决心要攻读沈绍功教授的研究生，遂于1996年以第一名的成绩被录取，从此开始了跟随恩师长达10年的学习时光。这10年里，我先后跟随恩师读了硕士、博士研究生，并于2002年博士毕业后，在原国家人事部、原卫生部、国家中医药管理局的支持下，我与师弟沈宁成为恩师的学术经验继承人，开始随恩师进行为期四年的"全国名老中医药专家学术经验继承人"的学习。在这四年的时间里，恩师不仅带我们临证，也会在繁忙的诊务之余系统地为我们授课，而我与师弟也会定期向恩师提交学习心得，请他批阅，他每次都是一丝不苟地修改笔记，并给出详尽的批阅意见。四年的时间里，我们积累了厚厚的学习笔记，这不仅是我们师徒间学术传承的见证，更是恩师学术思想的精华所在。

如今，恩师已经仙逝 3 年有余，每每追思恩师当年的耳提面命、谆谆教诲，总感觉尚未报答恩师的教诲之恩，翻阅当年的跟师笔记，更感觉应当将其详尽整理，编纂成书，将其公之于众，使恩师的学术思想发扬光大，惠及更多同仁及患者。

全书主要分为七章，第一、二章系统介绍沈氏女科的学术渊源及传承谱系；第三章介绍了跟师学习的 6 条核心思想原则；第四章再现了跟师期间的笔记，每篇笔记后均有恩师给予的批阅意见；第五章是笔者在跟师期间跟师经验的专题总结；第六章是笔者在整理跟师经验的基础上，融入自己 30 余年的临证体悟，提出了"九法五径"的核心思想，并力求对这一思想进行系统地阐述介绍，也希望这一思想能够在"传承"的基础上"创新"，进一步发展恩师的学术思想。第七章是笔者对"九法五径"思想的临证应用。

如今书稿已经整理完毕，即将付梓，欣喜之余百感交集，跟随恩师 20 余年的时光历历在目，作为沈绍功教授的学术继承人，也是沈氏女科第 20 代传人，是恩师打破家族 600 余年"传男不传女、传里不传外"的两项家规收的第一位异性传人，深感肩上的责任之大，使命之重。希望本书的问世可以将恩师的学术发扬光大，以告慰他的在天之灵，也希望更多的同仁从本书中掌握临证的窍门，从而惠及更多患者。本书虽经笔者及弟子们数次删改，但学识有限，观点孔见，难免存在纰漏，也希望诸位前辈同仁们不吝赐教。

最后，感谢中央文史馆馆员、中国工程院院士王永炎，国医大师张学文、雷忠义，中国医师协会会长、世界华人医师协会会长张雁灵，国家工业和信息化部原党组副书记、副部长，中国移动原党组书记、董事长奚国华，国家标准化管理委员会原主任纪正昆等众位领导、师长赐序及题词，这是对笔者的肯定与激励，在此深表谢意！同时，也对协助本书编纂的王丽颖博士、刘大胜博士、张晗硕士、李玉坤硕士、韩超硕士、韩睿硕士等弟子们表示感谢！

韩学杰

2020 年 4 月于北京

目　录

上篇　韩学杰跟师沈绍功教授侍诊笔记

下篇　中医九法五径法则的创建与临证释例

用药无毒　/ 143	保护脾胃　/ 143	重视反佐　/ 144
注意引经　/ 144	中病即止　/ 145	注重疏通　/ 145
扶正祛邪　/ 145	丸药缓图　/ 146	给邪出路　/ 146

上篇

韩学杰跟师沈绍功教授
侍诊笔记

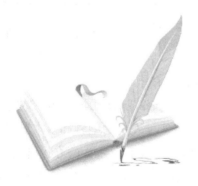

第一章　沈氏女科学术思想渊源

　　沈氏女科全称"上海大场枸橘篱沈氏女科"，始于明洪武年间（约公元 1368 年），传承至今有 21 代逾 650 余年，其十九世传人沈绍功于 1963 年上海中医学院六年制医疗系毕业后，经国家统一分配到北京的中国中医科学院工作，从此沈氏女科迁居京城，翻开新的篇章。沈氏女科讲究医德，崇尚疗效，沉积了丰厚的临床经验，成为中医学界的一颗明珠。

　　沈氏女科的学术特点主要 32 条。可以归纳为，"病分表里，表重寒热，里重虚实；舌定虚实，苔腻温胆，不腻杞菊"。而这种以"表里""寒热""虚实"为纲的诊治思维模式，其用药轻柔等特点主要源于《黄帝内经》《伤寒论》《金匮要略》《备急千金要方》及丹溪和温病学派。

一、一世沈庶之学深受明代八纲辨证之风的影响

　　一世沈庶崇尚"不为良相便为良医"的信条，于明洪武年间（约公元 1368 年）在浙江东阳悬壶业医，善治女科诸疾且通晓内科，著有《女科抉微》《内科证治》等医籍，成为上海沈氏女科的开山鼻祖。嗣后，上海沈氏女科世代相传，延绵不断。明代中医以"命门学说""八纲辨证"为当时主要的学术特点，至张景岳而大成。

　　"八纲辨证"是张景岳集前人的理论，在阐述《黄帝内经》基础上建立的。《黄帝内经》把阴阳、五行、六气引入医学，并成为中国古代医学思想的基本范式，是中国古代医学思想之源，规定了中医学发展的纲领和基本脉络。《黄帝内经》中已有对表里、虚实、寒热散在的论述，多是以对举的方式出现的。如《素问·咳论》论述到"皮毛者，肺之合也，皮毛先受邪气，邪气以从其合也"，"其在皮者汗而发之"，表明皮毛和脏腑的表里关系。又如《素问·生气通天论》所论："阴者，藏精而起亟也；阳者，卫外而为固也。"《素问·阴阳应象大论》中也指出"阳胜则热"，"阴胜则寒"，"寒者热之，热者寒之"。《素问·通评虚实论》

中"邪气盛则实，精气夺则虚"，以及《素问·针解》篇亦言："言实与虚者，寒温气多少也"，《素问·逆调论》曰："荣气虚，卫气实也，荣气虚则不仁，卫气虚则不用。"为此，《黄帝内经》为"八纲辨证"奠定了基础。

值得注意的是《黄帝内经》以脏腑经络为基本人体架构，表里、气血、营卫、寒热、虚实等属于这个架构，或是对这个架构生理、病理状态的描述。这个体系中的表里、寒热、虚实等概念含义与现代辨证论治的体系框架及理论明显不同。后世八纲辨证的基本概念在《黄帝内经》中均存在，但是其外延、内涵不相同。如《黄帝内经》表里为躯体内外的实体部位，而八纲辨证仅作为病位的一对纲领，已经没有了实体部位的含义；虚实尚具有多个含义，周学海《读医随笔·虚实补泻论》："夫《内》《难》、仲景之论虚实也，其义甚繁。有以正气盛衰分虚实者……有以病者为实、不病为虚者……有以病在气分无形为虚、血分有形为实者……有以病之微者为虚、甚者为实者。"尚未固定在《素问·通评虚实论》"邪气盛则实，精气夺则虚"一个含义上。

明代医家在前人的基础上，进一步将表里寒热虚实体系化。如明代徐春甫《古今医统大全》中论述到"表里虚实阴阳寒热八字，为伤寒之纲领"。王执中在《（重校）东垣先生正脉》中指出"治病八字，虚、实，阴、阳，表、里，寒、热，八字不分，杀人反掌"，此与后来的"八纲"内容完全一致。孙一奎在《赤水玄珠·凡例》中亦强调"凡证不拘大小轻重，俱有寒、热，虚、实，表、里，气、血八个字，苟能于此八个字中认得真切，岂必无古方可循"。方隅在《医林绳墨》中指出"虽后世千方万论，终难违越矩度，然究其大要，无出乎表、里，虚、实，阴、阳，寒、热八者而已"。张三锡在《医学六要·序》有云："古人治病大法有八：曰阴，曰阳；曰表，曰里；曰寒，曰热；曰虚，曰实，而气血痰火尽赅其中。"

张介宾在《景岳全书·传忠录》中指出"阴阳为医道之纲领"，"凡诊病施治，必须先审阴阳"，"六变者，表、里、寒、热、虚、实也，是即医中之关键，明此六者，万病皆指诸掌矣"，"明此六变，明此阴阳，则天下之病，固不能出此八者"。张景岳对表里、寒热、虚实诸纲进行了系统分析。到了清代，八个纲领更为明确，得到医家的普遍应用。程钟龄《医学心悟》有"寒热虚实表里阴阳辨"，他指出："病有总要，寒、热、虚、实、表、里、阴、阳八字而已，病情既不外此，则辨证之法亦不外此。"他对寒热、虚实、表里六证辨之极细，"至于病之阴阳，统上六字而言，所包者广。热者为阳，实者为阳，在表者为阳；寒者为阴，虚者为阴，在里者为阴。寒邪客表阳中之阴，热邪入里阴中之阳。寒邪入里，阴中之阴，热邪达表，阳中之阳"。

先后天之说在明代也是十分盛行的。李中梓在《医宗必读·肾为先天本脾为后天本论》中总结道："先天之本在肾，肾应北方之水，水为天一之源；后天之本在脾，脾为中宫之土，土为万物之母……水生木而后肝成，木生火而后心成，火生土而后脾成，土生金而后肺成。五脏既成，六腑随之，四肢乃具，百骸乃全""未有此身，先有两肾，故肾为脏腑之本，十二经脉之根，呼吸之门，三焦之源，而人资之以为始者也，故曰先天之本在肾""盖婴儿既生，一日不再食则饥，七日不食则肠胃涸绝而死……胃气一败，百药难施。一有此身，必资谷气""谷入于胃，洒陈于六腑而气至，和调于五脏而血生，而人资之以为生者也，故曰后天之本在脾"。

综上，沈氏女科深受当时学风影响，临证亦强调表里、虚实、寒热及脾肾先后天之说。例如，沈氏女科认为：中医把疾病分成两大类，即外感时病和内伤杂病。外感病分清风寒、风热，内伤病抓住虚证、实证。保胎脾肾两本同治，创十二味保胎方。

二、沈心九先生深谙《伤寒》之道

1931年淞沪抗战爆发，大场遭日本侵略者狂轰滥炸，"春雨山庄"毁于战火，珍贵医业、传世医籍皆遭佚失。沈氏女科第十七世传人沈复来，号心九先生（来字辈），遂偕妻子金氏及子女痛别故里，迁居上海城区，在现今的静安区成都北路置宅定居，悬壶业医，决心重振祖业，并组织创立"神州医学会"。心九先生勤奋刻苦，天赋敏捷，老而弥笃，又善广交医友，重情厚谊，时与沪上名医秦伯未、唐亮臣等交往笃深，时常相聚，甚至赴上海近郊南翔古漪园切磋医道，吟诗作词，医文并茂。仅仅数年间，沈氏女科竟在心九先生一辈中重振雄风，求医者纷至沓来。心九先生一生行医50余载，给后辈留下不可磨灭的印象。后因积劳成疾，于1950年谢世。心九先生继承家学，同时深谙《伤寒》之学。在《伤寒》之学的基础上，将表里虚实寒热的诊治思维提升到新的高度。

张仲景撰用医经家言，论广经方家法，完成《伤寒杂病论》一书。《伤寒论》《金匮要略》中经已使用阴阳、寒热、表里、虚实、气血、营卫、三焦以及汗、吐、下等概念，但尚未进行理论提炼。若言纲目，晋唐各家六经日传一经的诊治系统中，三阳为阳、为表，三阴为阴、为里，是一个六经为纲、阴阳表里为细目的诊治体系。如宋·林亿盛赞王叔和《脉经》曰："叙阴阳表里，辨三部九候，分人迎、气口、神门，条十二经、二十四气、奇经八脉，举五脏六腑、三焦、四时之疴。"该书根据《内经》及扁鹊、张仲景、华佗以及其他诸家医籍，采用以"类例相从"的方法对魏以前经典医籍做了一次历史性的总结，是一部汇集魏以前医籍之大成的经典著作。该书将医经、经方、针灸有机地融合于一体，使临床治疗从单一的方药，发展到方药与针灸相结合。如六经病的病性，三阳病多属于热证、实证，概括为阳证；三阴病多属于寒证、虚证，概括为阴证。表里是分析病位的纲领，邪在经络则出现表证；邪入脏腑，则出现里证。《伤寒论》中根据病邪在表在里，决定不同的治法。"观表里、察寒热、辨虚实、分阴阳"，"急则治其标，缓则治其本"，"重视阳气"，"保胃气，存阴液"，"未病先防，已病防变"，如《伤寒论》第7条论及"病有发热恶寒者，发于阳也；无热恶寒者，发于阴也"，提出了病位阴阳之别；又如第210条"夫实则谵语，虚则郑声"，明确了病性虚实之异。

伴随着历代医家研究《伤寒论》的渐次深入，八纲诊治思路逐步得以明晰并加以确立。沈氏女科在《伤寒论》的基础上，将外感病分为寒热两端，更是借用温病学派的银翘散，治疗表热之证。另外，治疗内伤虚证的基本方杞菊地黄汤亦是源于《伤寒》之学，即《金匮要略·血痹虚劳病脉证并治第六》中提到"虚劳腰痛，少腹拘急，小便不利者，八味肾气丸主之"。

三、妇科用药深受温病学派的影响

十四世孙字辈，于清光绪年间（公元1875年）率沈氏族支迁居申浦（上海市前身），在北郊大场镇置地筑宅，名曰"春雨山庄"，周边植以枸橘爬藤为篱墙。以疗效出众，患者络绎不绝，迩遐闻名。并建宗族祠堂，诸子排辈列序："孙曾元来宗功永保，仁义忠信天爵咸尊"，定名"崇厚堂"，祖业辉辉，沈氏女科进入鼎盛时期。

沈氏女科世居江浙一带，清代温病之风对沈氏女科也有巨大的影响。温病学派讲求用药轻灵，最具代表的是著名医家叶天士。《临证指南医案》的处方以轻、清、灵、巧见长。用药则不离茯苓、陈皮、沙参、桑叶等轻灵平和之药。再如另一位温病大家吴鞠通所言，"治上焦如羽，非轻不举"，药应扬散，故头面、诸窍、胸膈上焦病变，多用轻清之剂，如苏叶、薄荷、牛蒡子、金银花、菊花、桑叶等为首选；入营则用"犀角、花露、竹叶之属"，邪入心包用牛黄、犀角、冰片、麝香、苏合香等，但用量亦极轻。其用药少、用量轻，6味最多，其次8味，

10 味以上者少，每药用量多在 1~3 钱。"有一定之法度，无一定之见证"。

沈氏女科用药轻灵的特点深受温病学派的影响，例如沈氏女科强调祛痰是用"三竹"，即竹茹、竹沥、天竺黄。月经活血药之药分为四个等级，即"行、活、剔、奇"四个小单元。"行"指使用行气药从而达到活血的目的，主要的药物为石菖蒲、郁金、川楝子、元胡。"活"主要指使用活血药从而达到活血化瘀的目的，主要的药物有川芎、丹参、赤芍。"剔"主要指使用剔络的药物以达到活血化瘀的目的，主要的药物有地龙、水蛭。"奇"主要指使用奇药达到活血化瘀的目的，主要的药物有三七、泽兰、苏木。临证之时则以最轻柔之药用起，同时根据病证的不同更换用药等级，做到少而精。

四、融汇丹溪之学和《金匮》之说的杂病诊治体系

沈氏女科不仅诊治妇科病一端，而是不断完善与发挥，其行医范围比较广泛，以妇、内科为主，涉及外、儿、肿瘤、肛肠、皮科、骨科、五官各科，除了手法、手术之外，凡处方用药者均予诊治，拓展成为全科中医。沈氏女科的杂病诊治体系主要源于丹溪之学和《金匮》之学。

宋明时期是中医学理论大发展时期，而其复兴的主导是宋初的《伤寒论》研究。《四库全书提要·子部·医家类叙》有云："儒之门户分于宋，医之门户分于金元"，主要针对河间之学与易水之学争、丹溪之学和局方之学争而发。谢观《中国医学源流论》认为"此以其显著者言也，实者其机亦肇自北宋""宋儒起而以意推求"，"不能尽得古人立说之意"，并称"两宋至明，为新说代兴之期"。金元时期，医学理论发展及学术流派之形成，导源于宋初"伤寒论"研究。宋初《伤寒论》研究，以伤寒为广义伤寒，即所有外感疾病，从临床实际出发，增删原文与方剂，以发表攻里为原则建立了因机证治、理法方药齐备的表里诊治体系，其六经辨证的实质为表里辨证。

北宋伤寒家以发表攻里原则构建了一个表里证治体系。这个体系因、机、证、治齐备：一，它的适用对象是广义伤寒病；二，它的两个核心证——表证、里证是两个特定的证，表证是恶寒发热、当汗证，里证是发热不恶寒、内实当下证；三，表证、里证有明确的病因、病机、症状指征，表证指代冬时寒毒郁闭腠理而见恶寒发热等症状，里证指代寒盛生热、热气盛而入里导致燥粪结聚，而见发热不恶寒、内实等症状；四，表证、里证有相应的治法、方剂，表证用汗法，如麻黄汤、桂枝汤及其加减方剂，里证用下法，如承气汤类方。

宋初伤寒家建立的表里诊治体系，是一个因、机、证、治、方齐备的诊治体系。将这个证治体系中所包含的方法推广到其他疾病的药物治疗，成了金元时期医学发展的主导方向。那时的医家用"仲景法可以治杂病"来概括这个学术特点。如刘完素、张元素、戴元礼等均有相关论述。在刘完素、张子和时期，发表攻里治法由广义伤寒病扩大到所有疾病；到张元素、李东垣等易水学派医家，发表攻里滥用的弊端被纠正，补益脾胃等学说创立，脏腑辨证、用药以及君臣佐使、药物归经等遣药制方理论亦得到全面发展。李东垣重视脾胃元气，提出"内伤脾胃百病由生"的观点，其《内外伤辨惑论》《脾胃论》详细论述脾胃生理、病因病机及治法方药。至朱丹溪，脏腑辨证及虚实补泻各种病机与治法基本齐备。其本质是应用五运六气理论对晋唐脏腑病症产生机制的理论抽象，与晋唐医方不同之处在于，凭借五运六气这一抽象理论，宋后的脏腑病机不再依赖经络。

丹溪学派强调从痰论治。其治痰之法有"治痰法，实脾土，燥脾湿是治其本""善治痰者，不治痰而治气……古方治痰饮用汗、吐、下、温之法，愚见不若以顺气为主，分导次之"。丹溪反对用峻利药治痰，认为"治痰用利药过多，致脾气虚，则痰易生而多"。丹溪以二陈汤为治痰基本方，即"一身之痰都管治，如要下行，加引下药，在上加引上药"。具体用药上，则根据痰的不同性质与部位而区别用药，"湿痰用苍术、白术；热痰用青黛、黄连、芩；食积痰用神曲、麦芽、山楂；风痰用南星；老痰用海石、半夏、瓜蒌、香附、五倍子作丸服……痰因火盛逆上者，以治火为先，白术、黄芩、软石膏之类；内伤挟痰，必用参、芪、白术之属，多用姜汁传送，或加半夏，虚甚加竹沥"。丹溪根据不同部位的痰证，选用不同药物，如"痰在胁下，非白芥子不能达；痰在皮里膜外，非用竹沥、姜汁不可导达；在四肢，非竹沥不开""痰在膈上，必用吐法，泻而不能去""痰在肠胃间者，可下而愈"。

沈氏女科杂病诊治亦强调从痰论治，正如沈绍功教授大力提倡从痰论治冠心病，传统的气虚血瘀或气滞血瘀证类已较少见，而痰浊闭塞证类却大量增加。其立法应当从"补气活血"转到"补气祛痰"，从"理气活血"转到"痰瘀同治"上来，从传统方剂入手，首创了温胆汤合三参饮化裁组方。其首创的温胆汤源于《备急千金要方》，与朱丹溪所用二陈汤亦属同源。

五、女种嗣十二子源于《备急千金要方》

沈氏女科在治疗不孕不育证强调男女同治，认为男子不育最忌一味壮阳，应当重视湿热下注的实证；女子不孕最忌单纯理气化瘀，应当重视痰浊闭阻证。同时强调发挥中医诊治不育不孕的关键在善于调理肾之阴阳，达衡者常获效，并创"新衍宗丸"——种嗣十二子。

其方源于《证治准绳》中的五子衍宗丸。通过梳理历史我们发现，以子种嗣在《备急千金要方》中既已论述。《备急千金要方》还以脏腑为纲类列内科杂病，又以寒热虚实为目，叙述内科杂病的各类症状及治疗，与现代按系统分类相似，这在杂病的认识相归纳方面是一较大的进步。如《备急千金要方》第十一卷论"肝虚实"，指出有"肝实热""肝胆俱实""肝虚寒""肝胆俱虚"四类，根据这一分类，在"坚癥积聚"一节里，分别记述了"男子、女人寒冷，腹内积聚"的寒性积聚和"腹内积聚，大小便不通，气上抢心，腹中胀满，逆害饮食"的实热积聚。

《备急千金要方》中记载七子散"治丈夫风虚目暗，精气衰少无子，补不足方"。药物组成是"五味子、钟乳粉、牡荆子、菟丝子、车前子、薜子、石斛、干地黄、薯蓣、杜仲、鹿茸、远志（各八铢），炮附子、蛇床子、川芎（各六铢），山茱萸、天雄、人参、茯苓、黄牛膝（各三铢），桂心（十铢），苁蓉（十铢），巴戟天（十二铢）"。

后经《外台秘要》《幼幼新书》《张氏医通》的发展，最终经沈氏女科先辈化裁，治疗不孕不育可据证选用"种嗣十二子"：菟丝子、蛇床子、金樱子、女贞子、枸杞子、川楝子、车前子、补骨脂、覆盆子、茺蔚子、五味子、香附子，常获良效。

六、痰瘀同治治疗原发性高血压的理论渊源

汉唐宋时期，认为眩晕以"正虚邪侵"为基本发病模式，治疗重在祛除外邪、扶助正气，如《黄帝内经》称眩晕为"眩冒"，《灵枢·大惑论》篇论述其病机："故邪中于项，因逢其身之虚，入于脑则脑转，脑转则引目系急，目系急则目眩以转矣。"《素问·五脏生成论》篇云："头痛巅疾，下虚上实。"虚者定位于脾肾，实者定位于肝。《伤寒论》和《金匮要略》对眩晕没有专论，但也涉及眩，"目眩，头眩，振振欲擗地，身为振振摇"等症状的描述，认为眩晕的病机为水饮冲逆导致，并创建苓桂术甘汤、真武汤以及泽泻汤等治眩效方。其主要贡献在于创立温阳化饮止眩法，是后世眩晕从痰论治的渊源。隋唐宋代的医家，大多继承《黄帝内经》《伤寒论》《金匮要略》理论，从虚损、风及痰饮认识眩晕、头痛的病机，并确立相应的治法。如唐·孙思邈提出风眩说，以风热、风痰论眩。宋·严用和

认为饮气上逆导致眩晕。宋·许叔微《普济本事方·头痛头晕方》认为"下虚者肾也，故肾厥则头痛，上虚者肝虚也，故肝厥则头晕"。

金元时期，对眩晕的病因已弃除从外邪立论，认为内伤是眩晕、头痛的主要病机，治疗有祛痰、理气诸法。刘完素从"火"立论，《素问玄机原病式·五运主病》云："风气甚而头目眩运者，由风木旺必是金衰不能制木，而木复生火，风火皆属阳，多为兼化，阳主乎动，两动相搏，则为之旋转。"李东垣从"气虚痰厥"立论，谓之"足太阴痰厥头痛"，组方"半夏天麻白术汤"益气除湿化痰。张从正也从痰立论，主张用吐法祛之，"在上谓之停饮，可用独圣散吐之"。朱震亨提倡"无痰不作眩"，《丹溪心法·头眩》云："七情郁而生痰动火，随气上厥，此七情致虚而眩运也。淫欲过度，肾家不能纳气归原，使诸气逆奔而上，此气虚眩运也。"

明清时期对眩晕的认识日趋完善，有本虚标实说、内风说、因瘀致眩说，治疗有化瘀、镇肝、滋肾等法。明·刘宗厚的《玉机微义·眩运》认为眩晕系本虚标实："眩晕乃上实下虚所致；所谓虚者，血与气也；所谓实者，痰涎风火也。"张介宾提出"因虚致眩"说，《景岳全书·眩运》："眩晕，掉摇惑乱者，总于气虚于上而然。"虞抟首创"因瘀致眩"说，《医学正传·眩运》："外有因呕血而眩冒者，胸中有死血迷闭心窍而然。"清·叶天士提出"水不涵木"说，《临证指南医案》云："肝为风脏，因精血衰耗，水不涵木，木少滋荣，故肝阳偏亢。"明·王绍隆的《医灯续焰·眩晕》总结得较全面："高巅而见动象，风性为然，故眩晕者多属诸风，又不独一风也。有因于火者，有因于痰者，有因于死血者，有因于虚者。"

七、结语

沈氏女科历经21代的发展，不断汲取传统中医的精华，并结合当时最先进的诊治理念和诊疗技术，不断突破创新，为我们后人留下了宝贵的财富。梳理沈氏女科的历史渊源，探讨沈氏女科不断发展的时代背景，有助于我们更好的理解和学习沈氏女科博大精深的诊治理论和技术，更好的理解和学习中医理论。

第二章　沈氏女科特色及传承谱系

沈氏女科全称"上海大场枸橘篱沈氏女科"，始于明太祖朱元璋洪武年间（约公元 1368 年），传承至今，有 21 代之久，已 650 余年，其十九世传人沈绍功于1963 年上海中医学院六年制医疗系毕业后，经国家统一分配到北京的中国中医科学院工作，从此沈氏女科迁居京城，翻开新的篇章。同时，沈氏女科的传承发展也得到了政府有关部门的大力支持。2012 年，沈氏女科学术流派被国家中医药管理局列为第一批全国中医学术流派传承工作室建设项目。2014 年，"崇厚堂沈氏女科疗法"被列为北京市非物质文化遗产名录项目。继续传承并保护沈氏女科必将对发展中医学术，提高临床疗效做出更大的贡献。

一、学术特征

（一）源远流长

沈氏女科一脉相承，延绵不断，自明太祖朱元璋洪武年间（约公元 1368 年）始，至今已传承 652 年，21 代之久。第十九世传人沈绍功为第三批全国中医药专家学术经验继承工作指导老师，沈氏女科首次进入官方名册。

（二）系统全科

沈氏女科在 652 年的传承中，不断总结提高，兼收并蓄，逐步形成了系统性的学术理论，在长期的临床实践中，重视理论对实践的指导作用，如针对妇科病诊疗时"理、法、方、药"的运用就是其系统性的具体体现。

同时沈氏女科不仅诊治妇科病一端，而是不断完善与发挥，其行医范围比较广泛，以妇科、内科为主，涉及外科、儿科、肿瘤、肛肠、皮科、骨科、五官各科，凡处方用药者均予诊治，拓展成了全科中医。

（三）崇尚医德

沈氏祖辈们注重医德，效仿先哲，治愈一人，不收财礼，只在庄内植杏树一株，以示济世。堂前悬挂金字楹联，上联书"橘井甘泉分来申浦"，下联写"杏林春雨出自山庄"。当年"春雨山庄"杏树成林，气宇非凡，遂有"上海大场枸橘篱沈氏女科"之美称。沈氏女科第十七世传人沈心九注重医德，凡遇贫苦患者，非但分文不取，兼施药末以解其苦。德艺双馨，有口皆碑，为沈氏女科树立了典范。并立下家训："为医者要重视病情而轻视钱财""医家须有割股之心，视患者为亲人，视医技为根本""医无止境，精益求精"。

（四）疗效显著

沈氏女科经 21 代的传承发扬，非但在调经、止带、不孕、不育以及内科疑难杂症取得卓越成绩，并且在中医全科上累积了丰富的临证经验及独到的心得体会，临床疗效显著。同时保存了祖传效方近 50 首，屡用屡效。患者纷至沓来，遍布大江南北。

（五）与时俱进

沈氏女科在传承中不断吸收古今中医药发展成果来丰富自己，与时俱进。十八世后，诊疗不只局限于女性患者，内妇各科、男女患者均纳入了诊治范围。十九世传人沈绍功先生，在坚持中医辨证论治基础上积极吸收西医研究成果，强调"中西医配合"，同时发扬沈氏女科学术思想，出版专著《沈绍功中医方略论》，提倡"从痰论治"疾病，虚者"补气祛痰"，实者"痰瘀同治"，治法依证而立，随证而变。提出了"辨证序列方药诊治冠心病"和"冠心病宜从痰论治"，创建了"病证相配单元组合式分类辨证诊断法"。

（六）广泛传播

十九世传人沈绍功 1982 年担任第五届全国西医学习中医班教研组长，至今共举办 3 届中医急诊研修班、10 届高级中医讲习班、6 届全国老中医经验传承班、3 届沈氏女科学术经验专题讲习班。举办基层医师培训班 25 期，推广、普及沈氏女科的学术经验，倾囊相授，学员达数千人，嫡传弟子 50 余名，受到广大基层医生的尊崇和爱戴。经过 30 年的教学，沈氏女科为祖国各地培养了数以千计出色的中医临床人才。

二、重要价值

其重要价值体现在以下四个方面。

(一)历史价值

沈氏女科最早可追溯到明代初期,延续至今已有 652 的历史,是中医药学术流派的重要组成部分,为中医妇科乃至中医药的延续发挥了重要的作用。沈氏女科的传承见证了我国中医药的兴衰史。

(二)文化价值

沈氏女科是中医药文化的重要载体,其中医德文化和养生文化底蕴尤为丰厚。沈氏历代医家尊崇医德为先的教诲,追求医德双馨,深受患者信赖。养生方面提出"养生先养神",强调"谨和五味","起居有常",通过妙用"药食同源",意疗与艺疗相结合,以及养生功法来达到抗衰益寿和"治未病"的目的。

(三)临床价值

沈氏女科崇尚疗效,一切从临床出发,通过 652 年的行医实践,积累了丰富的临证经验,掌握了可信的取效"绝技",虽然绝非万能,但值得总结、完善、推广、发扬,以便启迪同仁,造福民众,利于患者。

(四)社会价值

沈氏后代,代代为医,救死扶伤,同时以博大的胸怀,广收传人,并将沈氏女科家传之学和不传之秘编撰成册,出版传播,使得沈氏女科的辐射范围逐年扩大,受益人群逐年递增,不仅为中医药的传承工作做出了贡献,也为更多的患者减轻了痛苦,产生了巨大的社会效益。目前,已在北京、广东深圳、内蒙古包头、辽宁沈阳、河北石家庄、黑龙江鹤岗等 11 个省市设立了 16 家沈绍功学术思想基层推广示范网点,遍布全国东西南北中各地域,使沈氏女科扎根广大基层,并开花结果,夯实了传承的社会基础,为中医药传承发展,为缓解老百姓长途跋涉进京、解决"看病难、看病贵"的问题起到积极的推动作用。此项活动得到当地老百姓的热烈欢迎,并受到当地卫生主管部门的广泛关注和大力支持。

三、传承脉络

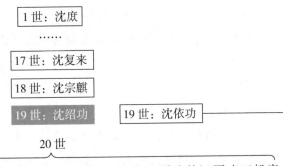

图 沈氏女科学术传承脉络图

（一）沈氏世医传承脉络

一世沈庶，崇尚"不为良相为良医"的信条，于明太祖朱元璋洪武年间（约公元1368年），在浙江东阳悬壶业医，善治女科诸疾，且通晓内科，著有《女科抉微》《内科证治》等医籍，成为上海沈氏女科的开山鼻祖。嗣后，上海沈氏女科世代相传，延绵不断。

十四世孙字辈，于清光绪年间（公元1875年）率沈氏族支迁居申浦（上海市前身），在北郊大场镇置地筑宅，名曰"春雨山庄"，周边植以枸橘爬藤为篱墙。以疗效出众，患者络绎不绝，遂遐闻名。并建宗族祠堂，诸子排辈列序："孙曾元来宗功永保，仁义忠信天爵咸尊"，定名"崇厚堂"，祖业辉辉，沈氏女科进入鼎盛时期。

1931年淞沪抗战爆发，大场遭日本侵略者狂轰滥炸，使"春雨山庄"毁于战火，珍贵医业，传世医籍，皆遭佚失。沈氏女科第十七世传人沈复来，号心九先生（来字辈），遂偕妻子金氏及子女痛别故里，迁居上海城区，在现今的静安区成都北路置宅定居，悬壶业医，决心重振祖业，并组织创立"神州医学会"。心九先生勤奋刻苦，天赋敏捷，老而弥笃，又善广交医友，重情厚谊，时与沪上名医秦伯未，唐亮臣等交往笃深，时常相聚，甚至赴上海近郊南翔古漪园切磋医道，吟诗作词，医文并茂。仅仅数年间，沈氏女科竟在心九先生一辈重振雄风，求医者纷至沓来。心九先生一生行医 50 余载，给后辈留下不可磨灭的印象。后因积劳成疾，于 1950 年谢世。他一生忙于诊务，未及著书立说，但面授口述，留下众多十分珍贵又独具特色的沈氏女科临证"诀窍"。

十八世沈宗麒，号祥之。先生系长子，遵循家规"传子不传婿"，由持志大学法律系毕业后，不当律师而侍奉父亲，悬壶济世。由于文学底蕴丰厚又勤奋好学，刻苦钻研，很快领悟了沈氏女科的临证真谛。师从三年即能独立应诊，而且疗效卓著，深得患者好评。当时患者中流传"小沈医师医道不小"的美誉。他作为沈氏宗字辈十八世女科传人，一生兢兢业业，唯以患者为上，有精湛的医技和高尚的医德。新中国成立前为反对国民党反动当局取缔中医的错误政策，联络同仁，积极抵制，是非分明，态度坚决。新中国成立以后为响应政府发扬祖国医学伟大宝库，中西医结合的号召，踊跃参加西医进修班，以"中西医结合，洋为中用"为原则，不断积极完善并深化中医学术，以去伪存真，去粗取精的科学态度，升华中医理论水平和提高中医临床疗效，曾经创办第八联合诊所。行医 60 余载，在调经、止带、不孕、不育以及妇女内科疑难杂症上均累积了丰富的临证经验及独到的心得体会，而且继承完善了沈氏女科效方近 50 首。一生恪守沈氏女科家训，实为我辈之楷模。

十九世沈绍功（1939-2017），主任医师，博士研究生导师，原国家人事部、原卫生部、国家中医药管理局指定的全国老中医药专家学术经验继承工作指导老师，享受国务院政府特殊津贴专家，中国中医科学院中医临床基础医学研究所科技学术委员，中华中医药学会心病分会第一届主任委员、第二届名誉主任委员，兼任中华中医药学会急诊分会副主任委员、内科分会常委，世界中医药学会联合会内科分会常委，国家食品药品监督管理局药品评价中心专家，国家基本药物评审专家，《中国中医急症》杂志副主编，科技部 973 中医基础理论第二届专家组成员。历任中国中医科学院广安门医院急诊科主任、肿瘤病房负责人，国家中医药管理局全国胸痹（冠心病）协作组组长，中国中医科学院中医基础理论研究所副所长、中医临床基础医学研究所特聘专家，国家发改委药品价格评价委员，中华医学会医疗事故鉴定专家。先后到美国、德国、泰国、新加坡等国家以及我国香港等地区讲学、会诊，受到普遍赞誉。1992 年起连续 3 年以大陆著名专家身份访问我国宝岛台湾。曾为国民党元老诊治心脑血管病，因疗效显著，得到"仁术济世"的墨宝并留作纪念。绍功先生精于临证，勤于笔耕，共编专著近 20 部，撰写论文近百篇。他立志继承祖业，传承医道，重视发扬创新。其中《沈绍功中医方略论》专著在沈氏女科珍贵效方的基础上，融入自己近半个世纪的业医经验，在医理、临证、方药 3 个主体里阐述中医之道，总结临证之得，发挥医疗之新，洋洋 70 余万字，1994 年由科学出版社付梓出版，深得读者欢迎，为上海沈氏女科首次留下文字记载，并荣获中华中医药学会优秀著作奖。2012 年，绍功先生结合临床体悟，凝练沈氏家传心得，吸收、传承古今中医药发展成果，编撰出版《上海沈氏女科全科临证方略》，全面整理和系统地总结了沈氏女科的学术成就和临床经验，并进行了完善和发挥，增加了中医外科、儿科、五官科、皮肤科等方面的内容，保持了沈氏女科的完整性和实践性。为了民众保健，曾 2 次专讲养生，反响强烈：2012 年 11 月做客北京卫视《养生堂》，主讲《600 年的养生秘诀》，专讲沈氏女科三大养生法宝：开胃、养肝、调肾。2013 年 7 月在江苏卫视《万家灯火》栏目，主讲《沈氏祖传养生秘方》，专讲春、夏、秋、冬、长夏五季养生要点，毫无保留地把家传秘方、秘法公之于众，使民众深受其益。2012 年，"沈绍功教授单元式组合辨证论治法的理论与创新研究"被列入中国中医科学院"名医名家传承"项目。绍功先生行医五十年，在学术上追求创新，事业上追求精品，成果上追求效益，学风上追求实干，处事上追求真诚。他的格言是："一切为了临床，疗效是硬道理"。他的座右铭为"全身心地投入，一切为了患者的康复，一切为了民众的保健"，被国医大师路志正教授赞为"深得患者信赖的临床医学家"，被中国工程院院士王永炎教授誉为"中医临床家"。

　　十九世沈依功，男，1968 年上海中医药大学六年制医疗系毕业后进入北京燕山石化职工医院工作（现更名为北京燕化医院），1996 年晋升为主任医师，历任中医科主任、院长及党委书记等职，并兼任该院中医首席专家、北京市糖尿病防治协会理事、河北北方学院兼职教授，中华中医药学会心病分会常务委员，工作于上海中医药大学附属岳阳中西医结合医院中医内科。他始终坚持参与临床一线工作，在心脑血管病、妇科病、糖尿病、胃肠病、肾病等方面累积了丰富的临证经验。在 40 余年的行医历程中，一方面传承了上海沈氏女科宝贵的经验，另一方面在努力继承传统中医学理论的同时，富于发扬创新精神。他临证强调中医辨证论治，突出整体观念和生克制化的中医理论特色；反对将疾病拘泥于简单分型归类，设定专方，生搬硬套，采用对号入座的机械操作；认为"中药西用"绝非中医辨证论治，亦不符合中西医结合宗旨，应予否定；积极提倡"洋为中用""西为中用"，吸纳现代科学先进科技理论和检测手段，为中医辨证、诊断、治疗、推断疾病预后等提供依据和服务，为加速中医现代化积极创造条件。在台海出版社付梓发行的《心血管病名医验案集》里，对中医心病治法精辟地归结为补益心气、滋养心阴、振奋心阳、祛痰化浊、活血化瘀、理气散寒6法，并以验案引证其说。

二十世沈宁（1970– ），号永宁，绍功先生之子，1995年毕业于北京中医药大学，执业医师、执业药师，中华中医药学会妇科分会委员、全国老中医药专家沈绍功学术经验继承人，国家中医药管理局公布的第一批全国中医学术流派传承工作室建设项目——"沈氏女科流派传承工作室"负责人之一。代表性著作《沈氏女科六百年养生秘诀》，讲述了沈氏女科的养生精华，弘扬完善、创新提升了沈氏女科养生保健家学。主编《战胜糖尿病》、同仁堂《蔬菜养生事典》和其他任副主编及编委的著作20余部，在核心期刊发表学术论文3篇。擅长中医妇科、中医内科。收徒2人：白伟超、范竹萍。

二十世沈劫，号永劫，依功先生之子，自上海中医药大学毕业后已取得执业医师证书及中医内科、中西医结合内科主治医师资格，临证十余载。

（二）沈氏门人传承脉络

"一枝独秀不是春，万紫千红才是春"。沈氏女科第十九世传人沈绍功抛弃门户偏见，打破"传男不传女、传内不传外"的家规，通过家族传承、硕博培养和师带徒相结合等形式大力培养传承人才，打造沈氏女科流派人才群体，形成了"老中青"三代"传、帮、带"的合理人才梯队，扩大流派辐射影响，使有650多年历史的沈氏女科在祖国大江南北皆有了传薪火种，为更多的百姓提供健康服务。传承人中现有来自中国中医科学院和北京中医药大学的博士11人，硕士4人，另有本科学历传承人十余人，成为沈氏女科的中坚力量。同时传承人中的博士生导师和硕士生导师招收的博士和硕士构成了沈氏女科的后备人才队伍。这些高学历人才将为沈氏女科的进一步传承创新提供坚实的基础。

1. 学术经验继承人

2002年，十九世传人沈绍功被国家原人事部、原卫生部、国家中医药管理局指定为第三批全国老中医药专家学术经验继承工作指导老师，沈宁、韩学杰被指定为学术经验继承人，沈氏女科世代由民间传承，首次被政府承认，列入官方名册，首传异姓传人。

韩学杰（1966-），女，沈绍功学术经验继承人，沈氏女科第二十代传人，跟师学习二十余年，攻读硕士及博士学位，主编《沈绍功验案精选》《沈绍功女科临证方略》《沈绍功临证经验辑要》等书籍。中国中医科学院研究员、主任医师、博士生导师，"全国百名杰出青年中医"，现为国家中医药管理局中医药标准化工作办公室副主任，ISO/TC249 国内技术对口单位成员，中华中医药学会心病分会名誉副主任委员。共发表论文 233 篇，其中 SCI 7 篇，主编及参编著作 92 部，主持课题 94 项。培养博士、硕士及徒弟十余人：王丽颖、谭勇、张晗、李元、朱妍、刘颖、丁毅、李娜、刘兴方、王凤、信富荣、刘大胜、于潇、韩睿、郜亚茹、任聪、李玉坤、雷舒扬、韩超等。

在传承沈绍功学术经验方面主要开展了以下四方面的工作。

（1）按照理、法、方、药四个层次进行学术特色归类，凝练了沈绍功教授临证学术精华，通过查阅大量的中医典籍，探索沈氏女科的理论和实践的科学依据，并升华沈氏一脉的学术思想，结合现代药理和高血压病研究成果，分析单元式组合辨治科学内涵，初步建立病证单元式组合辨证论治体系。

（2）收集、整理沈绍功教授临证医案，根据中医学术特征，结合沈师"单元式组合辨证论治"临证特点，建立结构化数据库，对各种信息进行频数统计、聚类、因子分析以及相关性分析，结合人工甄别分析，得到准确的高血压临证经验，初步阐明高血压病证单元式组合辨证论治法的理论依据，丰富中医学辨证论治体系。

（3）在传承沈绍功教授学术思想基础上，较早提出"痰瘀互结"是心血管疾病的主要病因，治疗心血管病患者，应以祛痰为主，活血为辅，痰瘀同治。以心为主，研究相关疾病诊断标准和治疗规范，经过查阅古代文献，总结和探索历代医家对心病从痰瘀论治的理论渊源和学术思想，将其运用于临床，验证其可靠性。编写了《中医心病的诊断疗效标准与用药规范》《中医心病治法大全》和《心血管疾病中成药辨证用药指南》，使中医心病的诊断和治疗规范化，并用之于临床，以便行业之间的沟通和交流。在临证时观察中医心病的诊治规律及用药规范等。973 课题"高血压病痰瘀互结中医病因研究""1、2 级高血压病中医诊疗方案规范性研究"，制定了高血压病中医诊疗方案。

（4）对肿瘤患者，继承沈绍功老师的经验思想，提出以保护胃气为主，扶正祛邪；对妇科疾病疏肝解郁，调气活血，平衡阴阳，临床疗效显著。

2.硕博培养

十九世传人沈绍功 1992 年起在中国中医科学院招收硕士研究生和博士研究生,共培养硕士 3 人:高峰,韩学杰,张页;博士 1 人:韩学杰。

高峰(1966-),女,医学硕士,主任医师,临床专业硕士研究生导师,现任中国中医科学院望京医院呼吸科主任。长期从事中医呼吸、心血管疾病的医疗、教学、科研工作,积累了丰富的临床及科研经验。先后发表论文数十篇,撰写学术著作十余部。

3.师徒传授

沈绍功全国收徒 30 位(沈宁、韩学杰、杨金生、张印生、罗增刚、高峰、李成卫、连智华、丁京生、贾海骅、李海玉、王蕾、张治国、王雪茜、杜文明、王学谦、孙占山、谷瑞华、谷继顺、杨雁群、贾自允、王再贤、崔叶敏、汪贵和、王敬忠、辛春艳、宋永江、郝民礼、王玮、陈飞),并扩展学术思想传承示范基地遍及包头、沈阳、北京、石家庄、鹤岗、霸州、长春、山东等地共 16 处。

杨金生(1964-),男,主任医师,中国中医科学院博士生导师,全国政协委员,国家中医药管理局对台港澳中医药交流合作中心主任,中国针灸学会秘书长,《光明中医》编委会副主任委员。提出中风病治疗应及早应用通腑法,具体施以化痰通腑、活血通腑、平肝通腑、通腑醒脑、滋阴通腑等,提高疗效。痰瘀同治,通补结合治疗胸痹,具体以通痹为主治标、以补虚为主治本。治疗肿瘤术后及放化疗,针对脾肾不足、气血两亏之证,白细胞减少患者,采用健脾补肾、益气养血之法,研制"扶正消癥胶囊""蠢龙丸"等肿瘤康复药物均获得医院制剂批准文号。治疗顽固性便秘以清热通便行气导滞之法,研制"清热通腑胶囊""润肠通便丸""通泰胶囊"等。培养学生 4 人:王莹莹、焦玉梅、张颖、屈莲峰。

张印生(1960-),男,主任医师,汲取上海大场枸橘篱沈氏女科防病治病经验,结合历代中医养生理论,突出中医治未病思想编著《中医养生》一书,很好地传承了中医诊疗技术,弘扬了中医药传统文化。提出"阳气不足,湿浊有余"学术观点,临证治疗祛痰为主,痰瘀同治。对于胃肠疾病、恶性肿瘤患者,以保护胃气为主,扶正祛邪;妇科疾病疏肝解郁,调气活血;老年病调补肾阴肾阳等。在国家级重点刊物上发表学术论文 10 余篇,主编的《孙一奎医学全书》获2001 年中华中医药学会全国首届优秀著作二等奖。收徒 2 人:范莉峰、杨玉环。

罗增刚（1967–），男，医学博士、研究员，北京市中医药管理局副局长，中国中医科学院硕士研究生导师，从事临床、教学、科研及管理工作。现担任中国医师协会养生专业委员会副主任委员，中国中医科学院养生保健专家指导委员会秘书长，中国药膳研究会副会长，世界中医药学会联合会老年医学专业委员会副秘书长兼委员，中国中西医结合学会养生学与康复医学专业委员会秘书兼委员，中国中西医结合学会内分泌专业委员会委员，中国老年学学会医药保健康复委员会委员。多次在中央电视台、北京电视台及地方电视台进行中医药养生保健、药膳讲座，2010被中华中医药学会授予全国首届中医药科学普及先进个人"金话筒"奖。主持科研课题八项，发表论文十余篇，出版著作6部。获国家、部局级奖励3项。培养学生3人：夏小珣、李琨、姜婷婷。

李成卫（1971–），男，医学博士，北京中医药大学中医临床基础系副教授，硕士生导师，副主任医师。主编《沈绍功临证验案精选》《冠心病临床药对新用》《糖尿病临床药对新用》及《同仁堂养生馆》等医学著作，发表论文、译文10余篇，参与基础、临床科研课题5项。培养硕士8人：王洪弘、司鹏飞、王维广、杜倩、王莉媛、李丹、尉万春、徐慧颖。

第三章　理论学习心得

笔者跟随沈绍功教授学习已逾二十载（硕士、博士、师带徒），沈师的治学准则："学术上追求创新，事业上追求精品，成果上追求效益，学风上追求实干，处事上追求真诚！"笔者庆幸选择了好老师，同时也选择了热爱的事业，立志在沈师的指导下，更好地为广大患者服务，为中医药事业奋斗终生！现将跟师二十多年的学习心得总结如下。

一、望诊是获得诊断的重要来源

望诊在四诊中占有很重要的位置，《难经·六十一难》曰："经言望而知之，谓之神；闻而知之，谓之圣；问而知之，谓之工；切脉而知之，谓之巧。何谓也？然，望而知之者，望见其五色，以知其病；闻而知之者，闻其五音，以别其病；问而知之者，闻其所欲五味，以知其病所起所在也；切脉而知之者，诊其寸口，视其虚实，以知其病，病在何脏腑也。经言：以外知之，曰圣；以内知之，曰神。此之谓也。"

望诊主要望神色形态。神包括精神、神志和眼神，沈师认为眼神是观察的重点。眼睛有神，即炯炯有神，此患者做事认真，自信心很强，脑力、体力消耗多，临床易出现肾亏之证，如腰酸疲乏，双下肢乏力，精力、体力下降，下班后更甚，做事常心有余而力不足。如果眼睛无神发呆，此患者心胸狭窄，气量较小，心情沉重，易患忧郁之证，心理负担太重。若眼神涣散，此患者易目中无人，做事粗心大意，对事物的态度多出现不卑不亢，此患者易出现心气不足之证。眼圈发黑，白睛发红，属于肝火，易出现肝阳上亢之证，多见失眠心烦，头晕耳鸣，睡眠较差，噩梦较多，无法劝说，劝之更甚，做事易悔，处于矛盾之中。眼眶青黑，眼皮下垂，眼带充盈，属痰湿较重，易出现痰瘀互结之证，若见 40 岁以上妇女，并见关脉有力，尺脉沉细者，临床常见胸闷胃胀，呃逆吞酸，不思饮食，食后胀甚，面色微黄，属于湿气较重；颜面潮红者属阴虚火旺之证；

口唇青黑者，属心肌缺氧缺血，是肺气肿的表现；口唇潮红者，或者鲜红，属于食火；口唇淡白者，属气血不足，阳气虚弱之证；头发脱落者，属用脑过度，肝肾阴虚之象。

二、望诊的关键在于察舌，以舌苔定虚实

沈师认为四诊中唯独舌诊最为客观。舌诊主要由医者直接观察，分为舌苔、舌质和舌体三部分。舌诊，可以客观反映患者的机体变化，对疾病的准确诊断十分重要。

舌苔观其色，黄苔属热，白苔属寒。观其厚薄，厚苔属实，为痰湿或食阻；苔薄属正常、表证或虚证，为气、血、阴、阳之虚。观其润燥，润者属正常，阴津不伤，燥者为伤阴亏津；舌质观其色，淡红色属正常，淡白色属气虚或阳虚，红色属阴虚或实火，绛色为热入营血，紫色为寒盛或瘀血，紫斑为瘀血。舌体观胖瘦，舌胖即齿痕舌或裙边舌，属阳虚证，瘦舌属阴虚证。舌体变化大多属危重症，如舌卷、舌颤、舌歪、舌痿，均属中风。

另外，临证时将舌体按五脏划分，舌尖为心肺，中部为脾胃，两边为肝胆，根部为双肾。舌尖红者为心肺热盛，常见口干心烦，易怒失眠，紧张汗出等症；舌尖瘀点瘀斑者，易出现胸闷气短，心前区疼痛等症；中部苔腻者，为中焦湿热，常见脘腹胀满，食欲不振，口黏口苦，身体沉重，大便黏滞不爽或大便溏泻等症；舌中部出现地图舌时，易见口干欲饮，时有泛酸，消化不良，口腔溃疡，胃痛胃胀等；舌中部出现舌红无苔时，可见胃脘烧灼感，口干舌燥，口渴冷饮，心烦不眠，大便干燥等症。舌根部苔腻时，易见腰部酸困，下肢沉重，小便不爽，大便黏滞等；舌根部苔剥脱时，则心烦失眠，腰部酸痛，口干引饮。舌两边紫暗时，情绪不舒，急躁易怒，两胁胀满，妇女多见烦躁易哭，月经不调，或见围绝经期综合征。舌两边苔腻时，易见肝胆湿热之证，口苦口黏，食欲不振，两胁胀满不舒。

舌诊虽然可以直接观察，但常因光线的影响，目测的差异以及染色、饮食等因素而产生误差。因此，要仔细观察，认真对待。

三、脉诊在临证中切不可丢

三指切脉是中医学的标识，脉诊已自成体系，称之"脉诊学"，是中医学的重要组成部分。脉诊列于望、闻、问、切四诊之末，但它是唯一接触机体的诊断

方法或技术，具有不可替代的地位。脉诊学又是一门十分综合和复杂的技术操作。王叔和在《脉经》的序言中对脉法有过评价："胸中易了，指下难明"，说明指下辨明脉法的难度。例如，弦脉、紧脉、洪脉、实脉、滑脉、疾脉等，理论上、文字上都能描述清楚，加以区分，但到"指下"就很难辨明。至于《内经》中的某些脉象，如"屋漏脉""雀啄脉""解索脉""虾游脉""釜沸脉""散叶脉""省客脉""横格脉""交漆脉""颓土脉"等更会指下难明了。有道是："脉理精微，其体难辨"。脉诊虽然复杂，但从临床实际出发，脉诊不可丢。沈师认为脉诊宜粗不宜细，主张分清九种主脉，组合各种兼脉。

浮脉：脉位浅表，轻取即得，重按稍减而不空，举之泛泛而有余，主表证。

沉脉：脉位深在，轻取不应，重按始得，主里证，为五脏疾患。

迟脉：脉率迟缓，一息不及四至，主虚寒证，为阳气不足。

数脉：脉率数疾，一息五至以上，主热证，临证时有虚实之分。

滑脉：脉来流利，如盘滚珠，主痰浊、食滞、湿热。

涩脉：脉来不畅，如刀刮竹，主瘀血、血脉不畅。

弦脉：脉来有力，如按弓弦，主肝气郁滞，身体疼痛。

细脉：脉体细小，如线如丝，主虚证，气血阴阳虚弱。

结、代、促脉：脉律不整。脉迟，时有一止，没有常数为结。脉数，时有一止，没有常数为促。定数中止为代，为心动过缓。结、代、促均系重证，属心律失常。

临证常见的多为兼脉。其概要者：浮紧风寒，浮数风热，浮濡伤暑，浮而有力表实，浮而无力表虚；沉迟里寒，沉数里热，沉滑痰浊、食阻，沉涩瘀血，沉细血虚阴亏；弦迟气滞寒凝，弦数气滞热壅，弦滑气滞痰浊，弦涩气滞血瘀，弦细阴虚阳亢；沉细气虚阳衰，细数阴虚内热；结代痰浊、瘀血内阻，气虚不能运血，阳衰不能温血；代散脏气衰微，濒死之兆。

根据以上脉象可以区分表里寒热虚实阴阳八纲，临证时要仔细体会。笔者根据沈师经验，把其分门别类，各归五脏，主要区分虚实寒热，掌握其要领，临证应用时做到指下易明，胸中有数。具体区分如下。左脉为心、肝、左肾（水）；右脉为肺、脾、右肾（火）。右寸浮数，主外感表证，右寸沉细主呼吸系统功能减弱；右关弦滑，主脾胃湿热，运化失司，右关沉细主消化系统功能减弱；右尺弦滑，主下焦湿热，经脉不畅；右尺沉细主免疫系统功能减弱。左寸弦滑，主心经实热，左寸沉细主心脏系统功能减弱；左关弦滑，主肝胆湿热，气机不畅或情绪急躁，左关沉细主消化系统功能减弱或情绪低落；左尺弦滑，主下焦湿热，经脉不畅，左尺沉细主内分泌系统功能减弱。

四、"不治已病治未病"的优势和预防为主的思想

人们随着社会的进步，生活水平的提高，自我保健意识增强，对防病抗病的要求较高，尤其注重生活质量。

"治未病"非但体现中医历来主张"预防为主"的治疗原则，而且体现全面动态制订治疗方案的指导思想，既保疗效，又防传变，是一种先进的治疗思想，有明显的优势。治未病出于《素问·四气调神大论》："是故圣人不治已病治未病，不治已乱治未乱，此之谓也。""夫病已成而后药之，乱已成而后治之，譬犹渴而穿井，斗而铸锥，不亦晚乎。"《难经·七十七难》更将其具体化："所谓治未病者，见肝之病，则知肝当传之于脾，故先实其脾气，无令得受肝之邪，故曰治未病焉。"至张仲景《金匮要略》更解治肝补脾之要妙："中工不晓相传，见肝之病，不解实脾，惟治肝也。夫肝之病，补用酸，助用焦苦，益用甘味之药调之。酸入肝，焦苦入心，甘入脾。脾能伤肾，肾气微弱，则水不行；水不行，则心火气盛；心火气盛，则伤肺；肺被伤，则金气不行；金气不行，则肝气盛。故实脾，则肝自愈。"

"治未病"的思想是中医理论的重要组成部分，也是整体观念的具体体现。"治未病"有两层意思。一是在制订治疗方案时，要注意到可能受到传变影响的脏腑气血津液，并采取相应预防措施，阻断其转移、传变和扩展，使病变范围尽可能缩小，这便是《温热经纬》所言的："务在先安未受邪之地。"比如临床见到肾阴不足证，在滋补肾阴时要想到"水不涵木"，会出现肝阳上亢，而佐平肝的菊花、夏枯草、钩藤之类；要想到"心肾不交"会出现心火上炎，而佐清心的竹叶、黄连、丹皮之类。临床见到肝火亢盛证，在清肝泻火时要想到"木火刑金"会出现肺阴不足，而配润肺的桑白皮、沙参、川贝之类，要想到"肝木横逆"会出现肝胃不和，而配和胃的云苓、陈皮、木香之类。临床见到脾不健运证时，在健脾补中时要想到"气虚血亏"会出现阴血不足，而伍养血的生地、当归、黄精之类，要想到"火不生土"会出现肾阳不振，而伍温肾的生杜仲、补骨脂、桂枝之类等。这样的立法组方思路就会有全局的观点、动态的观点，可以确保疗效，预防传变。二是采取治疗的手段上可以更加多样化。比如，临床见到肝气郁结证，可以疏肝理气，也可以健脾以疏肝，如投香砂六君汤；也可以活血以理气，

如投血府逐瘀汤。肺气不足证，可以补益肺气，也可以培土以生金，如用四君子汤；也可以滋肾以润金，如用麦味地黄汤。

笔者受沈师学术思想的影响，在临证时不仅要弄清患者的受病之脏，还考虑此证由何引起？若病情继续发展，还会影响何脏何腑？如有一男士，40 余岁，自感咽干咽痛 10 余年，咽部红肿，动后汗出，胃脘不舒，手足心热，在其他医院经消炎、清热解毒、凉血活血等中西两法治疗，症状时好时坏，故前来求治，除上述症状外见其舌尖红，苔薄黄，脉细数。考虑患者久病，气阴耗伤，肾阴不足，虚火上炎，引发咽喉肿痛，故治疗滋补肾阴，引火归元，方选知柏地黄汤加抗链丸加减，药物如下：知母 10g，黄柏 10g，肉桂 2g，生地 10g，生黄芪 10g，连翘 10g，桔梗 10g，银花 10g，玄参 10g，石菖蒲 10g，郁金 10g，生甘草 6g，板蓝根 15g，车前草 30g，草决明 30g。服药 1 周后，咽干咽痛明显减轻，每遇劳累或言语较多时，咽痛咽干较甚，此属劳则伤气耗阴，可选芦根、麦冬养阴润肺；生栀子、丹皮清泻肝经郁热，以泻肺热；久病易致血瘀，故加丹参、当归养血和血。同时注意分利二便，给邪以出路，经加减治疗 2 个月余，患者痊愈。

五、中医治则宜活用

中医治疗疾病的法则，简称治则，也就是中医治疗学。其特色是运用中医理论，突出整体恒动观念，体现辨证论治优势。中医基本治则共十二条，即：治病求本，标本缓急，正治反治，扶正祛邪，虚实补泻，调整阴阳，因时制宜，因地制宜，因人制宜，同病异治，异病同治，辨证辨病。一般情况，实证用温胆汤，虚证用杞菊地黄汤，根据不同疾病进行加减，在不违背辨证论治原则的情况下，根据现代药理针对疾病选择用药。但不能生搬硬套，临证时要灵活运用。举例如下。

刘左，50 岁，居住北京市东城区，2005 年 9 月 17 日初诊（秋分）。

[病史] 心前区疼痛反复发作 15 年，查心电图示：T 波倒置，ST_{V1-V5} 段下降，24 小时心电监测诊断为"频发性房性和室性早搏"，诊断为冠心病不稳定性心绞痛、心律失常。1 个月前因劳累而致心前区疼痛频繁发作，每日 10 次以上，疼痛时间持续 5~10 分钟，服硝酸甘油方可缓解。发作时，心前区疼痛呈压榨性，心悸气短冷汗欲出，头晕欲仆，胃脘疼痛，腹泻腹痛。前去某西医院输液；经对症治疗，症状有所减轻。曾患十二指肠溃疡 30 余年。现感心悸气短，心前区隐痛，头晕耳鸣，腹胀纳呆，心烦失眠，腰膝酸软，大便溏泄，日 7~8 次，

心烦失眠。

[**检查**] 舌暗紫，苔薄黄，脉沉细。血压 85/55mmHg，心率 70 次 / 分，律不齐，心音低钝，偶闻及早搏 10 次 / 分，心尖搏动不明显，未见心界扩大。面色晦暗，形体消瘦，下肢轻度浮肿。

[**辨证**] 患者因脾胃失健，脾气不运，则腹胀纳呆；气虚心脉失养，可见心悸气短。清气不升，脑失所养，则头晕耳鸣。脾气不足，由脾及肾，腰府失其温煦，则有腰膝酸软；脾主水湿，脾气不足，水谷不分，大便溏泄，下肢轻度浮肿。舌质暗紫，苔薄黄，脉沉细，则为气虚夹瘀之象。其病位在心脾。证属脾气不足，瘀阻心络。

[**诊断**] 胸痹心痛、胸痹心水，中医辨证为脾失健运，气虚夹瘀证。冠心病不稳定型心绞痛，心律失常，心力衰竭。

[**治法**] 益气健脾，化瘀通络。

[**处方**] 用《时方歌括》香砂六君子汤加减。

西洋参 5g（另煎兑服）	生黄芪 10g	炒白术 10g	云苓 10g
陈皮 10g	木香 10g	砂仁 10g	丹参 30g
川芎 10g	天麻 10g	葛根 10g	生杜仲 10g
桑寄生 10g	炒葶苈子 10g	三七粉 3g（冲服）	

正心泰胶囊，每次 4 粒，每日 2 次。

[**结果**] 上方每日 1 剂，水煎分 2 次服。连服 14 剂，心悸气短及心前区隐痛等症减轻，自感入睡困难，活动后心悸甚，偶发早搏。此为心气未复，痰火扰心，心肾不交之证，故加养心安神之药炒枣仁、夜交藤、黄连、肉桂；清热祛痰加知母、生牡蛎、野菊、石韦；和胃祛痰用焦三仙。连服 1 个月后，大便次数减少，仍为溏泻，自感乏力，此为脾肾阳气不足，腐熟水谷之力降低，故加黄精、灵芝、鹿角霜、菟丝子温补脾肾；丹参、生山楂活血化瘀。加减服用 2 个月后，病情稳定，偶感气短，心前区隐痛，血压升为 120/80mmHg，舌暗红，苔薄白，脉沉细。复查心电图大致正常，患者恢复上班，上方去西洋参加人参，增强补气之力，再服 1 周，心前区隐痛缓解，为巩固疗效，将上方改做胶囊，每次 3g，每日 3 次。2 年后患者带病友门诊求诊，诉其近 2 年来，病情平稳，心绞痛未曾发作。

[**按语**] 笔者认为本案患者虽属胸痹心痛，但病机是脾失健运，气虚夹瘀。治疗应益气健脾，补土生火，兼以化瘀。故投香砂六君子汤是正合其意，方中去

炙甘草和法半夏，以防甘碍脾胃，燥生虚热；加生黄芪益气健脾；用西洋参、人参、三七粉意在益气健脾，活血止痛，为治疗心绞痛之要药；川芎、葛根活血化瘀，引药上行，入于心经，现代药理证实二药有改善心脏微循环，纠正心脏缺血缺氧状态的作用。用生杜仲、桑寄生调补肾之阴阳，以达脾肾双补，鼓动全身之气血运行；炒葶苈子、天麻利湿祛痰，透邪外出，另外炒葶苈子还有强心利尿之功，纠正心衰。老年人及进入稳定期患者，应注重调肾，不可用温燥之品，选用温润肾阳药物，如鹿角霜、菟丝子、川断。但应阴中求阳，故应加入滋补肾阴之品。方中灵芝、黄精益气养阴，补而不腻，具有纠正心衰之力。生牡蛎、野菊、石韦祛痰利湿，使痰湿从小便而出，达到利小便实大便的目的。葛根、石韦为治疗心病对药，运用升降理论于其中。

不稳定型心绞痛难治，反复性大，只有发挥中医辨证论治优势，先则健脾祛痰，继则调肾培本，由于对证巧配，此例不稳定型心绞痛兼有心衰患者病情竟可稳定 2 年之久。

六、证候演变规律及研究方向

中医强调整体观与天人合一的思想，辨证论治是中医学的核心之一。证候是通过四诊综合分析疾病的各种症状，并对处于一定阶段的病因、病位、病变性质及正邪双方力量对比等方面情况的病理概括。

中医证候是动态变化的。一般变化规律为：从实证到虚证、虚实错杂证，久则血瘀痰浊入络兼肝肾亏虚；也是由简单到复杂的过程。自然的变化，是自愈或加重、死亡。施加治疗干预，则由复杂到简单，由邪实渐去、正虚为主，经扶正善后治疗，正气恢复，疾病治疗痊愈。如心脑血管患者的证类演变，是典型的从实证到虚证、由复杂到简单的过程。发病初期，证类以痰瘀互结为主，久则痰瘀互结与肝肾亏虚兼见。我们设计的治疗方案，以舌象为核心辨证指标，舌苔腻兼见血脂升高为痰浊的指标，舌质暗或有瘀斑兼见血液循环改变为血瘀的指标，舌苔薄不腻兼见腰膝酸软为肝肾亏虚的指标，进行动态辨证。治疗时舌暗苔腻者首先祛痰化瘀，解毒通络；腻苔消退，患者症状减轻；患者苔薄质暗时应滋补肝肾，防其复发。经临床观察数千例患者，先祛邪（祛痰活血，解毒通络），后扶正（滋补肝肾，平衡阴阳），患者疗效稳定，且减少了并发症的发生率。

但证候的发生和变化受多种因素的共同影响并随个体和时空而变化，故有同病异证及异病同证现象，这些变化和现象使证候具有复杂的多样性和开放式网络的明显特征。证候的多样性和蛋白质组表达差异性都是机体即时性功能状态反应的结果，这种共性特征为证候切入蛋白质组学研究提供了重要的理论依据。大量的研究报道了高脂血症或动脉粥样硬化或冠心病不同痰瘀证类，在诸如脂蛋白、凝血－纤溶系统、免疫系统等众多的蛋白质存在着数量和某些结构上的显著差异，因此我们推测不同痰瘀证类，在蛋白质组水平上存在某些功能蛋白表达量的显著差异性及其相互关系间的某些标志性，蛋白种类上兼容性和由痰致瘀过程存在某些关键蛋白的结构性或功能性变化的特证，还需经进一步的科研和临床进行论证，使中医更加科学化、客观化、标准化、现代化、国际化。

第四章　跟师笔记

一、外感病辨治的 5 个关键点

外感病分风寒、风热、暑湿、秋燥四个主要类别，冬季多见风寒感冒，挟有内热。一般医师辨别不清，容易混淆。沈师认为应以舌苔为准：舌淡苔白，脉浮迟，恶风畏寒，无汗身疼，发热轻者为风寒证；舌红苔黄，脉浮数，汗出咽痛，发热重者为风热证；风寒证方选荆防败毒散加减，药用荆芥 10g，防风 10g，苏叶 10g，生姜 5g；风热证方选银翘散或桑菊饮加减，药用连翘 10g，白菊 10g，板蓝根 10g。为了提高疗效，还应注意几个关键：①给邪以出路，外感病可用汗法，风寒加桔梗 6g，风热加桑白皮 10g；②分利二便，润肠多选白菊、全瓜蒌、草决明，利尿选用车前草、白花蛇舌草；③胃气为本，保护中焦脾胃；④透窍，加川芎 5g；⑤扶正以祛邪，尤其是老人、小孩及体质虚弱者，加生黄芪 15g，或党参 10g。

病　　案

李左，16 岁，居住北京朝阳区，初诊日期：2005 年 1 月 10 日。

[**病史**] 患者因外出受凉而致恶寒怕冷，全身疼痛，当晚发热达 39.5℃，形寒无汗，鼻塞流涕，咽部拘紧，咳嗽阵作，咯痰白沫，头痛如裂，周身骨楚，不思饮食，大便干燥，服用"感冒清热冲剂，百服宁"效果不佳，随来门诊求治。

[**检查**] 舌苔薄白，脉象浮紧。T 38.8℃，验血白细胞 5.1×10^9/L。胸透显示：两肺纹理较粗。两肺听诊呼吸音较粗，无明显啰音。咽部未见充血。血压 130/85mmHg。

[**辨证**] 外感风寒，肺气郁闭，正邪相争，见恶寒发热；肺失肃降，而咳痰白沫；头为诸阳之会，外邪入侵，首先犯之，故头疼节楚，咽部拘紧。鼻塞流涕，系肺气闭塞，水道不通之象，苔白脉浮均主风寒表证，属仲景太阳伤寒证。

[**诊断**] 感冒，风寒束肺，太阳伤寒证。病毒性感冒。

［治法］辛温解表。

［处方］宗《摄生众妙方》"荆防败毒散"化裁。

防风 5g	苏子 10g	柴胡 10g	前胡 10g
川芎 10g	桔梗 5g	云苓 10g	橘红 10g
荆芥穗 10g	白芷 10g	石菖蒲 10g	郁金 10g
车前草 30g	草决明 30g		

［结果］上方每日 1 剂，水煎分 2 次服，热服取汗。服 1 剂汗出热减，3 剂热退咳减，仍感咽部疼痛，口渴引饮，咳嗽，咯黄痰，食欲欠佳，此为寒邪已解，有热邪显现之象，故上方去荆芥穗、白芷，加连翘、牛蒡子、芦根清热泻火，利咽止痛，2 剂后诸症全消。

［按语］仲景辛温解表主方为"麻黄汤"。但此方发汗力宏，既虑过汗伤心阳，又恐提升血压，加快心率，故守法易药，改投"荆防败毒散"以散风寒。荆芥穗系荆芥的花穗，其表散之力更强，配防风，辛温解表共为君药。柴胡、前胡疏解表邪，桔梗宣肺祛痰，共为臣药。祛风寒咳痰，除截痰源，投云苓、橘红外，再佐苏子之温化，专祛寒痰。止风寒头痛白芷优于羌活。独特之处在于祛散风寒之中配以宣透之品，以助发汗而解风寒。宣者宣肺，透者透窍，前者用桔梗，后者投川芎。另宜渗利以使风寒从汗解之外，还从尿泄，故投云苓、车前草淡渗清利，草决明清热润肠，使邪从二便而解。全方以辛温解表为中心，给风寒之邪以出路，切合其证，3 剂风寒已解，热证出现，故加连翘、牛蒡子、芦根清热泻火，利咽止痛。

批阅意见｜指导老师

外感病古有伤寒、温病之争。从临证实际出发，大多属风寒、风热、暑湿 3 种。风寒、风热之辨，以寒热、咳嗽、痛位及舌脉为准，可以分清。论治中，风寒近代少用麻黄汤，代之以荆防败毒散。风热仍沿用桑菊银翘，这便是临证处理外感病辨证论治的要点，常常行之有效。

该生学习认真细心，在临证中总结出提高疗效的 5 个"关键"，很能归纳导师的经验，常能在继承的基础上创新发展。但在用药上还存有缺陷，如润肠的菊花必须配以当归，透窍风寒用川芎，风热用蝉蜕等。

沈绍功

2005 年 2 月 2 日

二、夏季感冒要注重暑湿

夏季感冒以风热为主，故宜疏风清热，但不宜发汗太过，恐其伤正。暑伏季节，多由于内有湿热蕴结，外感风寒。治疗时多用藿香正气散加减。患者高热者可加香薷散寒祛湿，也可加荆芥解表散寒，祛邪外出。但不可发汗太过，伤及心阳。汗出过多时，应加生黄芪、党参或仙鹤草扶正祛邪，补益心气，敛汗痊愈。患者伴有咳嗽者，应加宣肺止咳之品，如桔梗、桑白皮、黄芩清热宣肺。久咳不愈者，不管有痰无痰，应加川贝、紫菀止咳润肺。

（一）暑邪

唯在夏季才有暑邪。盛夏烈日当头，露天作业或室内闷热，通风不良，均易感受暑邪。沈师认为每年6、7、8月为暑湿季节，病变夹湿，治疗时应酌加清热化湿之药，如藿香、生苡仁、佩兰，但切忌苦寒太过，损伤脾胃之阳气，同时亦防温燥之性太过，化火化燥，以生热邪。老人及小儿感冒应加补气之品，以鼓邪外出，如党参、生黄芪、仙鹤草。

1. 性质

（1）易伤津耗气：暑性升散，腠理开而多汗，气随津泄而虚，故暑邪为病常有气阴两虚症状。

（2）暑为火热所化，属阳邪：见热证，且多夹湿（一则长夏多雨潮湿，二则此时人们喜食生冷）。

2. 病证

（1）伤暑证：主症见高热，烦渴，汗多，苔腻，脉洪。兼证见暑热为主伴头痛，尿赤，苔黄，脉数；暑湿为主见寒热阵发，身倦肢困，胸闷呕恶，纳呆腹泻，苔白，脉滑。

（2）中暑证：轻则头晕恶心，胸闷难舒，重则突然昏倒，喘喝冷汗，手足发冷，脉沉小数。

总之，暑邪属热，易伤津耗气，多夹湿；暑邪纯属外暑，无内暑。外暑分伤暑和中暑。前者可见于暑天感冒、急性胃肠炎、某些感染性疾病，后者可见于中暑。

（二）火邪

外邪侵入都可化火，亦可直接感受，脏腑功能失调，精神刺激也可内生火邪，这是火邪的由来。

1. 性质

（1）火性上炎：一则火属阳邪，多见高热、烦渴、脉数等热证；二则易扰乱神明，见神经系统症状（心烦、失眠、躁动、昏迷等）；三则见人体上部的症状，如口舌生疮（心火），齿龈肿痛（胃火），头痛目赤（肝火）。

（2）耗伤津液：既可迫津外泄（汗出），又可消灼阴液。临床除见热证外还伴有燥证。

（3）生血动风：一则"热极生风"；二则灼伤脉络，迫血妄行见血证，或聚于局部，腐蚀血肉而发为痈肿疮疡。

2. 病证

（1）外火主症：初起发热恶风，咽喉肿痛，继而高热不寒，目赤汗多，烦渴冷饮，便结尿赤，失眠，入血则见血证，甚则动风，苔薄黄，脉浮数。

（2）内伤火证

心火——口舌生疮，口苦心烦，甚则神昏谵语；

肝火——头痛目赤，胁满易怒；

肺火——鼻腔干热，咳吐黏痰，或咯血鼻衄；

胃火——齿肿出血，烦渴引饮，呕吐嘈杂；

脾热——口唇赤肿，消谷善饥，弄舌不停；

大肠火——便秘或下痢，便血，肛门灼热，热结旁流（稀便中夹小干粪球）；

小肠火——尿痛，尿血，舌疮；

膀胱热——淋浊，癃闭，尿血。

（三）病案

王左，36岁，居住北京市丰台区，2002年8月2日初诊（大暑）。

[病史] 患者2天前因天气炎热，以冷水淋浴受凉，自觉头痛、头重如裹，午后发热、汗多而黏，乏力肢倦，口渴不欲饮，脘腹满闷，恶心欲吐，食欲不振，大便不爽。于门诊求治。

[**检查**] 舌淡红, 苔黄腻, 脉浮而软。体温 37℃, 咽部轻度充血, 扁桃体无肿大, 两肺呼吸音清, 腹软, 上腹轻度压痛。

[**辨证**] 病发盛夏, 贪凉感寒, 肺卫受邪, 卫表失和, 故发热头痛、脉浮; 夏季感冒每多受暑夹湿, 湿性黏腻重着, 则身热不扬, 头重如裹, 汗多黏腻; 湿困中焦则脘闷且胀, 恶心纳呆, 大便不爽; 苔腻脉濡为暑湿之象。其病位在肺胃, 证属暑湿为患, 邪犯肺胃。

[**诊断**] 胃肠型感冒。暑湿恋卫, 肺胃同病证。

[**治法**] 祛暑解表, 化湿和中。

[**处方**] 投《太平惠民和剂局方》藿香正气散化裁。

鲜藿香 30g (后下)	法半夏 10g	云苓 10g	陈皮 10g
白芷 10g	薄荷 10g (后下)	炒苍术 10g	连翘 10g
六一散 30g (包煎)	木香 10g	车前草 15g	

[**结果**] 上方每日 1 剂, 水煎分 2 次服。2 剂后热退头痛减轻; 4 剂后脘胀、汗出解除。后改服藿香正气软胶囊, 未再复诊。

[**按语**] 暑湿之治, 清暑化湿为要。清而不凉, 以防苦寒碍湿, 化而不燥, 以防燥热助暑, 此时选藿香配薄荷最佳, 若鲜用后下更良。伍用六一散以增清暑之力。化湿要佐"二陈、平胃"之类, 为防苍、夏过燥, 以连翘凉而制之。加车前草一味清热利湿, 给暑湿以出路, 从小便而解。

> 批阅意见 指导老师
>
> 　　暑天感冒, 虽亦有风寒、风热之分, 但要注重暑湿。暑湿是矛盾之外邪, 清暑必凉, 寒能助湿, 祛湿必燥, 燥能助暑。暑湿感冒之治必先处理好两者关系, 即清暑不能过于寒冷, 以防恋邪; 燥湿不宜过燥, 以免助暑。要祛湿为主, 配以清暑, 藿香正气散合三仁汤是有效的方药, 临证可选用藿佩、苡仁和青蒿、车前之类。老者虚人感冒必先扶正, 方能祛邪, 此乃临证治暑湿感冒之经验。总结暑湿之治可以论治湿温证。
>
> 沈绍功
>
> 2004 年 8 月 5 日

三、秋季感冒治以润肺为主

秋季感冒以燥邪为主, 夹有夏季余热, 治疗时当以养阴清肺、润燥为主, 中药中多用桑白皮清热泻肺，芦根清热生津养阴而不滋腻，气阴双补，临床疗效较佳。

清热泻肺者：桑白皮、黄芩、桑叶。润肺止咳者：炙枇杷叶、元参、麦冬、百合。宣肺升提者：桔梗、蝉蜕；止咳定喘：苏子、炒葶苈子。干咳无痰者：川贝、紫菀。养阴润肺者：生地、白芍、芦根。肺结核者：百部、生牡蛎、浙贝。久咳患者注意久病入络，可适当加入活血化瘀之品。

病案：赵右，17岁，居住北京市东城区，2001年10月28日初诊（霜降）。

[**病史**] 患者咳嗽咳痰，咽痛发热7天，伴口干口渴，纳差脘胀，欲饮凉水，无恶寒，小便量少色黄，大便干燥，曾经某医院拍胸片：肺纹理增粗。自服阿莫西林、西瓜霜润喉片等药物后病情无改善，故门诊求治。

[**检查**] 舌质红，苔薄黄，脉数。体温39℃，咽部充血，扁桃体Ⅱ度肿大，无脓点。血常规：白细胞13×10^9/L，中性粒细胞80%。

[**辨证**] 外感风热，肺失宣降，肺卫受邪，致咳嗽咳痰，发热无恶寒，热毒上炎，则口干口渴，咽部肿痛，但欲冷饮；热邪灼津则便干溲赤。舌红苔黄，脉数为热毒炽盛之征。其病位在肺卫。

[**诊断**] 肺卫失调，热毒上炎证。上呼吸道感染。

[**治法**] 清热宣肺，泻火解毒。

[**处方**] 宗《温病条辨》桑菊饮化裁。

桑白皮10g	野菊花10g	金银花10g	连翘10g
芦根15g	牛蒡子10g	蒲公英10g	紫花地丁10g
玄参10g	水牛角15g	桔梗5g	川贝3g
紫菀10g	黄芩10g	生牡蛎30g	草决明30g

上方1剂煎2汁，每2小时服1汁；体温降至38℃以下改为早晚各服1汁。

[**结果**] 3天后热退，咽痛大减，仍觉口干咽干，风热减而未除。去蒲公英、地丁、水牛角，加淡竹叶、蝉蜕，每日1剂，水煎分2次服。续服4剂。发热未复，咳嗽已止，症状解除。

[**按语**] 本方具有轻宣肺卫，清热解毒之功效，以桑白皮、菊花、金银花、连翘轻清宣散热邪，既解表又清肺；公英、地丁、玄参等清热解毒，水牛角助其退热。外邪入里化热，传变最速，变证多端，因此在宣散风热的同时，要注意清热解毒，以截断其病势，防热邪传气入营，变生他证。清热泻火解毒之品宜早用，不必拘泥"到气方可清气"之法，但亦不可过用苦寒以防伤胃。《随息居饮

食谱》云："蒲公英清肺，利膈化痰，散结消痈，养阴凉血。"又可明显消炎抑菌。淡竹叶、蝉蜕透表清热，给邪以出路。芦根配元参滋养肺阴清热。桑白皮易桑叶，泻肺清热，清胃热除口渴。肺合大肠，草决明润肠通便，使肺火实热从腑行排走。川贝之清，紫菀之润，是治咳嗽的特效药对。《得配本草》云："牡蛎和贝母消痰结"。

批阅意见　指导老师　　"秋燥"润肺为大法，用芦根润而不腻，伍桑白皮清降之性为 2 味主药，投之有效。

学习刻苦，方法得当，能抓住要点，触类旁通并再到临床验证，加深理解。

沈绍功

2003 年 10 月 1 日

四、冬季感冒风寒为主，治疗有三要

冬季感冒以外寒为主，故宜解表祛寒，但不宜发汗太过，小儿、老人感冒皆因体虚所致，故解表药中加入补气之品，鼓邪外出，扶助正气，以使其早日康复，呼吸系统疾病应以祛痰为主，痰为细菌培养基，也是诱发外邪的潜在因素，故治疗时应注重祛痰。

（一）风寒与风热鉴别要点

（1）看发热，恶寒强度：小于 38.5℃，恶寒重，属风寒证；大于 38.5℃，恶寒轻，属风热证。

（2）咳痰，按照痰的质地区分寒热：稀、薄，属风寒证；黏、稠，属风热证。

（3）汗、疼痛：无汗、关节酸楚、头痛，属风寒证；出汗、咽喉痛，属风热证。

（4）苔：苔白、脉浮紧，属风寒证；苔黄、脉浮数，属风热证。

（二）辨证用药

1. 风寒证

治宜辛温解表。麻黄汤易升高血压，加快心率，损伤心阳，加重心衰。应选荆防败毒散。组成：荆芥穗 10g，防风 10g，陈皮 10g，云苓 10g，桔梗 10g，车前草 30g，草决明 30g，石菖蒲 10g，郁金 10g。

2. 风热证

治宜辛凉解表。方选桑菊饮加银翘散。组成：桑叶 10g，白菊 10g，连翘 10g，芦根 10g，桔梗 10g，车前草 30g，草决明 30g，牛蒡子 10g，黄芩 10g。

3. 半表半里证

治宜和解少阳，调和营卫。方选小柴胡汤加减。组成：柴胡 10g，黄芩 10g，半夏 10g，生黄芪 10g，陈皮 10g，云苓 10g，车前草 30g，草决明 30g。

注意在治疗外感证时，切勿用活血化瘀之药，以免引邪进入血分。

4. 暑湿证

治宜清暑化湿。方选藿香正气散加减。组成：青蒿 10g（后下），鲜藿香 10~30g，生苡仁 10g，六一散（鲜荷叶包用针扎眼）。暑湿感冒，化舌苔，竹茹 10g，枳壳 10g 加消导药。

吐泻不止：利小便、实大便，车前草 30g，冬瓜皮 10g，白花蛇舌草 30g。

（三）增效方法

为了提高疗效，必须注意如下几点。

（1）清肺、宣肺：桔梗 10g，桑白皮 10g，杏仁 10g，炒葶苈子 10g。

（2）给邪以出路：有两种方法，一是汗法，应用汗法应适度，以微微出汗为宜，汗出过多有损伤心阳之弊，故汗法祛邪的力度有限。二是分利二便，可以配伍车前草 30g，白花蛇舌草 30g 利小便；草决明 30g，莱菔子 10g 排大便。

（3）升降理论：升者加蝉蜕 5g，柴胡 10g，天麻 5g，川芎 5~10g；降者加川牛膝 15g，川断 10g，独活 10g，生牡蛎 30g。

（4）脾胃为本：太阳在气分，病在上焦，邪透不出去，易往里走，二陈汤加消导药焦三仙、生内金，巩固脾胃，保护胃气。

（5）反复感冒，虚人、老人感冒：应加扶正药，如党参 10g 或生黄芪 10g。"卫者水谷之悍气"，脾气下陷，生化无源，卫气难充，无以卫外，低热自汗，不足者补气，当选补中益气汤举陷为先，冀能退热。

用药：党参 10g，炒白术 10g，生黄芪 15g，当归 10g，陈皮 10g，桔梗 5g，柴胡 10g，生白芍 10g，生杜仲 10g（益火生土），防风 5g。

（6）结合现代药理研究：加抗病毒药，板蓝根、大青叶、蝉蜕、野菊、贯众（伤胃）、桂枝、细辛；高热不退，加羚羊粉 0.3~0.6g，日服 2 次。

批阅意见 指导老师	凡祛感冒，特别是风寒外感有 3 要：一是忌过汗，以防伤心阳；二是注意扶正，特别是虚人老年，加一味生黄芪或党参，风寒可祛；三是注意祛痰，痰系诸邪之源。

学习继承的关键是善于在临证中总结、归纳、提升，然后再回到临床验证，这是有效的继承之道。

沈绍功

2004 年 2 月 2 日

五、呼吸系统疾病须抓住五个环节

2003 年，"非典型肺炎"发作，是由于自然界出现了一种"乖戾之气"，非正常的风、寒、暑、湿、燥、火所为，为"瘟疫"，治疗应提高人体防御机能，即"正气"，"正气存内，邪不可干"，还可配合"白花蛇舌草、蒲公英、连翘"等清热解毒之品。

沈师认为呼吸系统疾病，临床表现可归纳为"咳、痰、喘、炎、热"五个主症，必须抓住这五个环节，辨证论治，方可奏效。其治疗原则有以下五个方面。

（一）肺系病首当祛痰

肺系病临床表现痰是关键，痰祛则咳、喘、炎、热也会随之缓解。祛痰之法有三：分痰之寒热、顾脾运、利二便。传统辨痰之寒热以色为准，黄痰为热，白痰属寒。而沈师认为，其辨应以质为准，色只作参考。痰质黏稠属热，痰质清稀、泡沫者属寒。祛痰之法视寒热之别而定温清。温化寒痰常用苏子、苏叶、白芥子、杏仁、桂枝、白前等；清化热痰常用桑白皮、竹茹、浙贝、瓜蒌、炒葶苈子等药。另外，祛痰还应重视脾，"脾为生痰之源"，脾主运化水湿，脾失健运，水湿聚而为痰，治痰之本常配以醒脾和健脾，方能彻底祛痰。一般热痰配醒脾法，常用生苡仁、连翘、茯苓、莱菔子等；寒痰配健脾法，常用清半夏、白术、扁豆、木香、陈皮等。痰为实邪，祛痰当给邪以出路，方能收效。分利二便，利尿通腑，有利于痰浊排出。利尿常用车前草、冬瓜皮、白花蛇舌草等，通便常用白菊花和当归、草决明、莱菔子、全瓜蒌、桃仁等。

此外，沈师根据中医理论痰瘀互根，二者常常互结而为病，故对肺系病日久者，祛痰时常伍用化瘀以提高疗效，处方多合用桃仁、川芎、丹参、泽兰、苏木等。

（二）感冒之治应辨兼夹之邪

感冒是由于风邪乘人体御邪能力不足之时，侵袭肺卫皮毛所致。风邪虽为六淫之首，但在不同季节，往往夹四时之气伤人而为感冒，故又有夹暑、夹湿、夹燥等不同兼证。必须详细辨认，在临床上辨清不同兼夹之证，在解表宣肺的基础上，分别配合化湿、祛暑、清燥等治法方可提高疗效。

（三）止咳绝非单纯治肺

咳固然是肺系受病而生，但见咳止咳，单从肺治，难得良效。因咳嗽之病起于肺，也可因他脏生病累及于肺而致，正如《素问·咳论》云："五脏六腑皆令人咳，非独肺也。"沈师认为临床常见咳嗽病因为：脾虚、肝火、肾虚累及于肺而致咳嗽。肺主气，脾主运化，肺气有赖于脾所运化的水谷精微充养，脾虚可致肺气不足，出现咳嗽气促，语声低微；脾失健运，不能输布水谷精微，还可酿湿生痰，壅塞肺气而致咳嗽，即所谓："脾为生痰之源，肺为贮痰之器"；再者脾虚中阳不足，寒饮入胃，从胃上膈循肺脉上至肺系，致肺气不利而为咳。即为脾胃功能失调累及于肺而为病，治以陈皮、云苓、生内金、焦三仙健脾和胃，且因肺与大肠相表里，腑气不通，肺气难降，应合用白菊、草决明通腑宣肺止咳。肝与肺以经络相连，肝气升发，肺气肃降，相互协调，若肝火上炎，木火刑金，则咳嗽痰中带血，两胁胀满，舌红苔黄，脉象弦数。治则应清肝泻肝而止咳，沈师常伍用黛蛤散、栀子等。中医认为："肺为气之主，肾为气之根""肾主纳气"。肾精充足，吸入之气，经过肺的肃降，下纳于肾。若肾精亏虚，失于摄纳，可致肺气上逆而致咳嗽气短，动则尤甚，腰膝酸软。此时沈师常以清燥救肺汤加减。总之，咳乃肺病之主症，治咳不能单从肺论，要顾及脏腑之关联，方是止咳之良策。

（四）定喘要分虚实

沈师认为：临床辨喘之虚实有三要。一要视喘作状态。实喘者声高气粗，呼少吸多，呼吸深长；虚喘者息弱声低，呼多吸少，呼吸浅表。二要视兼证。实喘多兼见胸满，喉鸣，面赤身热，大便干结；虚喘多兼神疲畏风，面色苍白或青灰，自汗不止。三要视舌脉。实者舌红苔腻，脉滑数；虚者舌淡胖，脉细弱。

《临证指南医案》认为喘证"在肺为实，在肾为虚"，故沈师定喘虚实之治大异。实喘治在肺，重在降肺平喘，善用桑白皮、葶苈子、射干、莱菔子等药。治疗在宣肺平喘的同时配以清热降逆之品，药用苏子、葶苈子、莱菔子、射干、瓜蒌、竹茹、黄芩等。虚喘治在肾，重在调肾之阴阳，纳气平喘，善用生地、女贞子、补骨脂、巴戟天、五味子、蛤蚧等药。沈师以右归饮加减治疗而收效。

哮喘之病易反复发作，多因外感、情志刺激、饮食肥甘厚味而诱发，故临证应注意患者的饮食、起居调护，避免诱因，减少复发至关重要。

（五）重视哮喘缓解期治疗以防复发

哮喘一病临床易反复发作，外感、情志刺激、饮食、环境不适均可诱发，治疗的关键不仅在于发作期控制症状，更重要的是预防其复发，减少发作次数。沈师认为：哮喘缓解期多表现为虚证，但有肺虚、脾虚、肾虚之异。肺气虚者，症见自汗畏风、气短乏力；脾气虚者，症见食少纳呆、痰多便溏；肾气虚者，症见腰酸耳鸣、动则气促。其善用玉屏风散、四君子汤、六味地黄丸加减治疗。且主张采用丸、散剂型，方便服用，巩固疗效，防止复发。

批阅意见｜指导老师

《经》训"邪之所凑，其气必虚"，一味清热解毒（所谓的抗病毒）势必伤正，尤其苦寒伤胃，胃气以败，正气何存，即云"胃气为本"矣。故抗击非典的思路不能单纯解毒，尤应重扶正，参芪为必用之品。以上体会系"纸上谈兵"。"非典"期间，诊务暂停，只能让弟子重温医理。

沈绍功

2003 年 6 月 2 日

六、高血压重视痰瘀同治

高血压属于中医"眩晕"范畴，少部分患者伴有头痛，绝大多数学者认为其中医证候为肝阳上亢证。目前西医采取的措施是联合、多靶点给药途径。但结果是血压下降，但临床症状并未缓解。反复性大，需要终身服药，甚至造成肝肾损害，后期易并发心脑肾的损害。中医治疗高血压虽然降压缓慢，短期内不如西药降压效果快，但长期降压效果较好，而且能解除症状，降压性较稳固、不易反复，能够提高生存质量，延长生存期。

（一）证候分类及用药

1. 肝风内动证（肝阳化风）

症见：眩晕、肢麻、耳鸣，苔薄黄，脉弦滑。

治法：平肝息风。

方药：天麻钩藤饮加减。天麻 10g，钩藤 15~30g（后下），白菊 10g，珍珠母 30g，灵磁石 30g。

2. 水不涵木证（肝阳上亢）

症见：头眩，腰酸腿软，眼花，时有双目发热，眼屎多，舌尖红，质暗，苔薄黄，脉弦滑。

治法：滋水涵木。

方药：杞菊地黄丸去山萸肉（因其性酸，收湿，易致胃部不适）。枸杞 10g，生地 10g，黄精 10g，生杜仲 10g，桑寄生 10g。

3. 阴阳失调证

多发于 45 岁以上多见，围绝经期自主神经紊乱。

治法：调补阴阳。

方药：二仙汤。淫羊藿 5g，补骨脂 10g，菟丝子 10g，知母 10g，黄柏 10g，当归 10g，肉苁蓉 10g。

4. 气虚下陷证

症见：心悸气短，便溏，乏力。

治法：补气升提。

方药：补中益气汤。生黄芪 10g，党参 10g（西洋参、太子参、人参均可），升麻 5g，柴胡 5g，炒白术（於术 10g）。

5. 痰瘀互结证（毒损心络）

症见：头重如裹，苔腻，脉滑。

治法：祛痰化瘀，解毒通络。

方药：温胆汤合血府逐瘀汤。竹茹 10g，枳壳 10g，云苓 10g，陈皮 10g，丹参 30g，川芎 10g，地龙 10g。

（二）加减用药

1. 治疗通用药

钩藤（后下）15~30g，泽泻 10g，莱菔子 10~15g，川芎 10g。辨证痰瘀阻络，症见苔腻加用海藻 10g。

2. 中风先兆

出现耳鸣、肢麻、头重、脚软等中风先兆时，要及时预防。

连翘 10g，槐米 10g，葛根 10g，地龙 10g，鸡血藤 15g，丹参 30g，生山楂 20g，制军 10g，草决明 30g。

3. 大便干结

白菊 10g 合全当归 10g（老年性便秘效果最佳），草决明 30g，全瓜蒌 30g，桃仁 10g。便通血压下降。

4. 大便不爽

制军 10g，生栀子 10g，芦根 30g，焦三仙 30g，生鸡内金 30g。

5. 血脂异常

制首乌 10g，泽泻 10g，生山楂 20g，草决明 30g，野菊 10g。

药膳食物：海蜇炖烂，每日服用。

6. 失眠

苔不腻，属血不养心：炒枣仁 10~30g，夜交藤 30g，黄连 10g，肉桂 3g。

苔腻：浮小麦 30g，莱菔子 10g，磨粉 1∶1 混合用。

7.月经期血压升高

宜调经：鸡血藤 15g，香附 10g，丹参 30g。

8.耳鸣

阿胶珠 10g，蝉蜕 6g，石菖蒲 10g。

（三）巩固疗效

第一措施：血压高与情绪有关，要调整情绪。将前期就诊时有效的辨证论治处方 3~5 剂做成胶囊，3 个月左右巩固。第二措施：杞菊地黄胶囊加珍菊降压胶囊，服 2~3 个月。

批阅意见｜指导老师

心脑血管病，中医辨证首先分虚实，关键是察舌，实者"瓜蒌薤白"，虚者"杞菊地黄"，这是基础方，再随证加减，可以奏效。

继承中医诊治经验离不开临证，只有从实践中体会、归纳、提高，才能把握"经验"的要领，才能提高自身的诊疗技能和疗效水平。

沈绍功

2004 年 1 月 3 日

七、冠心病治宜祛痰泄浊

《金匮要略·胸痹心痛短气病脉证治》曰："胸痹之病，喘息咳唾，胸背痛，短气，寸口脉沉迟，关上小紧数，瓜蒌薤白白酒汤主之。"

此条文描述了冠心病心绞痛的症状、病机及方药，甚是切合现代人冠心病的发病特点：心阳不足，肝胃失和，痰浊凝滞。治则宜祛痰泄浊，温通心阳。冠心病的发生主要是由于冠状动脉粥样硬化，在外界因素作用下心血管发生痉挛，导致心肌缺氧缺血的一组临床综合征。此病的主要病理因素是脂质代谢紊乱，脂质的发生与痰浊密切相关。故沈师治疗冠心病以祛痰泄浊为主要治疗原则，在此基础上，辨证论治，兼有气滞者，佐以疏肝理气；见有瘀血者，辅以活血化瘀；伴有寒凝者，选加温经散寒之药。

冠心病 20 世纪 70 年代叫冠状动脉粥样硬化性心脏病；20 世纪 80 年代，研究发现由于心肌收缩能力不足，心肌耗氧力增加，以及衰老与疲劳所致，故叫缺血性心脏病；20世纪90年代，又发现过氧化脂质增多，超氧化物歧化酶SOD含量减少，影响血管内皮功能，引起血管内皮破损，激素代谢紊乱，溶栓治疗，提高SOD含量。冠心病发病率位居全人类疾病的前三位，其中痰浊证类明显上升，临证见苔腻患者十之八九，治疗以祛痰利湿为主。

（一）祛痰法治疗原则

1. 祛痰不伤正

全瓜蒌30g，薤白10g，莱菔子10g，川贝3g，紫菀10g，桔梗10g，桑白皮10g，葶苈子10g，陈皮10g，茯苓10g，半夏10g（须防燥湿伤阴）。

2. 有要动力痰才得祛，要用补气药，补气以祛痰

西洋参3~5g另煎（人参燥热易上火），党参10g（或太子参30g），生黄芪10g。

3. 运用中医的升降理论

患者有堵、满、闷、胀之感，应用中医升降药物以促进血液运行。

上升：桔梗6g，蝉蜕5g，升麻10g，柴胡10g，川芎10g，薄荷10g。

下降：石韦15g，川断15g，川牛膝15g，木瓜15g，车前草30g。

4. 健脾和胃

焦三仙各10g，生内金30g（含酵母素，怕热，或内金磨粉3~5g），木香10g，砂仁10g。

5. 防止复发

前期就诊时有效的辨证论治处方3~5剂磨粉装入胶囊，1次3g，1日3次，不要做蜜丸，或用馒头皮做。服用2~3个月。同时服用保和丸（加味保和丸），健脾和胃助消化。

（二）辨证论治

（1）气阴两虚证：气短、五心烦热，苔薄黄，脉沉细数，方用生脉散。此种证类临床不多见。

（2）痰瘀互结证：胸憋胀满，苔腻，舌紫，方用温胆汤合桃红四物汤。

（3）肾阳不足证：胸部隐痛，腰酸腿软，疲乏无力，苔薄白，舌淡胖，脉沉细。方用沈师调肾阴阳方，阴阳双调。肾阳虚出现水肿时，可用南五加皮，因为

北五加可以引起心律紊乱，下肢浮肿，血压升高，故用南五加皮。

（三）加减用药

（1）补气：除生黄芪、白术、黄精、参类外，用仙鹤草、棉花根 30g（蜜梗），扁豆衣 10g。

（2）补阴：生地 10g，黄精 10g。

（3）补心阴：麦冬 10g，同时伍用砂仁 10g，木香 10g，芦根 30g，女贞子 10g。

（4）温心阳：附子 10g，桂枝 10g（走而不守），肉桂 2~3g（守而不走），鹿角霜 15~30g，乌药 10g，炮姜炭 10g。

（5）滋肾阴：枸杞 10g，生杜仲 10g，槲寄生 10g（强心作用大于桑寄生）。

（6）活血化瘀：水蛭 6g，土鳖虫 10g（磨粉 3g），地龙 10g。

注意：①水蛭具有双向调节，小量，小于 3g，养血活血；大量，大于 3g 者，破血消积，一般用量少于 10g，可以水煎服。

②地龙易致过敏，划痕试验阳性者（用指甲在皮肤上划痕，如 2 分钟红痕仍不消失，即为阳性），则不宜使用本品。

此外，治疗冠心病合并心衰者，活血化瘀可选用苏木 10g，泽兰 10g。

（7）祛痰：竹茹 10g，天竺黄 10g（便干），竹沥水 10~20ml，炒葶苈子 10g，全瓜蒌 30g。

怪病从痰治，久病入络。要痰瘀同治，可以化痰基础上选用少腹逐瘀、血府逐瘀、膈下逐瘀汤加虫类药。

如脾气亏虚，注重胃气为本，方用香砂六君子加生杜仲 10g。食欲欠佳，应注意开胃口，方用保和丸加清热药（食积化热）。

（四）师传效方

此方为沈师的老师叶心清先生传授，具体如下：西洋参 1 份，三七粉 2 份，琥珀粉 2 份，葛根 2 份，云苓 2 份，磨粉装入胶囊，每次服 3g，日 3 服。

如阴虚火旺者，加黛蛤散：青黛 3g，黄芩 10g，生栀子 10g。

如阴虚伴有结核者：加黄精 10g，生黄芪 10g，气阴双补。

如胸痛甚者，加沉香理气止痛，但便溏腹泻者不宜用。檀香也是缓解胸痛的常用药，但沈师认为檀香香窜易破气伤阴，故临证较少应用。

（五）善后

要注意防食复、劳复、房复。善后的关键在脾胃肾。用参苓白术散、香砂养胃汤益气健脾，温胃散寒。知柏地黄丸、杞菊地黄丸、六味地黄丸滋补肾阴。

批阅意见　指导老师

　　冠心病系常见多发病，目前临证大多采用活血化瘀或补气活血为治，恰恰疏忽痰浊的病因病机，由于时下痰浊为病日渐增多，法不对证，直接影响疗效的提高。对于痰浊证类的冠心病提倡"祛痰泻浊"立法，由于治法对证，再作随证加味，则明显提高临证疗效。

　　该生能掌握导师治疗冠心病的新思路，并在独立门诊中取得较好的疗效，受到患者好评，是学习认真的结果。

沈绍功

2004 年 9 月 30 日

八、祛痰序贯治疗冠心病心绞痛

冠心病心绞痛的发生多属阳微阴弦，阳微为正气不足，气血推动无力，脉道空虚，而致心脉不荣而痛；阴弦为阴邪太盛，如气滞、痰浊、瘀血、痰瘀互结等毒素闭阻经脉，心脉不通而痛。临证时，痰浊证者多见，治疗时注重祛痰，佐以活血、理气、散寒之药。

（一）祛痰序贯四步法

第一步，三竹换用：竹茹、天竺黄、竹沥水。
第二步，佐以化湿：茵陈（后下）、泽泻。
第三步，佐以散结：海藻、昆布。
第四步，佐以软坚：生龙骨、生牡蛎、海蛤壳。

（二）祛痰三条经验法则

沈师祛痰立法外还有 3 条经验之谈。

1.分辨寒热，痰形立法

热痰：苔黄痰黏，选加黄连、天竺黄、浙贝。

寒痰：苔白痰稀，选加桂枝、姜半夏、白芥子。

狭义之痰，重在消导，选加莱菔子、生山楂、生内金。

广义之痰，重在透豁，选加石菖蒲、郁金、桔梗、蝉蜕。

2.根据痰性，伍用三法

气虚必生痰浊，伍补气药：仙鹤草、扁豆衣、生黄芪。

气滞必凝痰浊，伍理气药：柴胡、木香、香附。

痰瘀必见互阻，伍化瘀药：三七粉 (冲服)、苏木、泽兰、地龙。

3.给痰出路，分利二便

利尿选加石韦、车前草、白花蛇舌草。

润肠选加草决明、白菊花、当归。

（三）临床常用祛痰中药

临床常用祛痰中药有 18 味，分别为竹茹、天竺黄、枳壳、全瓜蒌、薤白、半夏、浙贝、桔梗、海藻、昆布、莱菔子、石菖蒲、郁金、苍术、陈皮、云苓、茵陈、泽泻。

（四）化瘀序贯四法

第一步：行气以化瘀，石菖蒲、郁金、川楝子、元胡。

第二步：活血以化瘀，川芎、丹参、赤芍。

第三步：剔络以化瘀，地龙、水蛭、土元。

第四步：奇药以化瘀，三七粉、鸡血藤、泽兰、苏木。

（五）病案

褚右，52 岁，居住河北山海关，2003 年 9 月 7 日初诊（白露）。

[**病史**]胸闷胸痛 4~5 年，在西医院查心电图示：T 波倒置，ST 段下降。确诊为冠心病心绞痛。近 1 个月来自感胸闷胸痛频作，每日发作 2~3 次，每次持续 5~6 分钟，心前区有重物堵压之感，饱食后诸症加重，纳谷不香，双下肢浮肿。

既往曾患胆结石 3 年。

[检查] 舌质紫暗，苔薄白腻，脉象细滑。血压 140/80mmHg，面色晦暗，形体肥胖，墨菲征阳性。

[辨证] 痰浊盘踞，胸阳不振，可见胸闷且痛，心前区有重物堵压感。痰湿困脾，纳谷不香；脾失健运，水湿内停，下肢浮肿；饱食后气机运行受阻，故感诸症加重。面色晦暗，形体肥胖，均为痰瘀之症。其病位在心，证属痰瘀壅阻，胸阳被遏。

[诊断] 胸痹心痛，痰浊痹阻，痰瘀互结证。冠心病稳定型劳累性心绞痛。

[治法] 清热祛痰，宽胸理气。

[处方] 选用《三因极一病证方论》温胆汤合《金匮要略》瓜蒌薤白白酒汤加减。

竹茹 10g	枳壳 10g	云苓 10g	陈皮 10g
石菖蒲 10g	郁金 10g	全瓜蒌 30g	薤白 10g
川芎 10g	苏木 10g	野菊花 10g	丹参 30g
赤芍 10g	丹皮 10g	车前草 30g	葛根 10g

[结果] 上方每日 1 剂，水煎分 2 次服。连服 14 剂后，自感心前区重物堵压感缓解。因情绪不舒而致血压升高，150/90mmHg，苔薄腻。治疗改用平肝潜阳，祛痰利湿之法，选用沈师经验方祛痰平肝汤合瓜蒌薤白白酒汤。

钩藤 15g (后下)	泽泻 10g	莱菔子 10g	川芎 10g
丹参 30g	川楝子 10g	元胡 10g	石菖蒲 10g
郁金 10g	全瓜蒌 30g	薤白 10g	连翘 10g
葛根 10g	白菊花 10g	车前草 30g	

正心泰胶囊，每次 4 粒，每日 2 次。

服用半月后血压复常，为 120/80mmHg，偶有心前区窒塞憋闷，疼痛牵掣至后背，遇急躁刺激加重，纳可，舌淡暗，苔黄腻，脉细弦。上方去钩藤、泽泻，以温胆汤加野菊花、丹皮、栀子、金银花清泄肝热。

加减连服 3 个月后偶有胸闷气短、后背疼痛、胃脘部胀痛，舌淡红，苔薄黄，脉弦细。痰瘀之邪渐除。停用汤药，改服正心泰胶囊，每次 4 粒，每日 2 次，服用 3 个月，查心电图大致正常，患者生活如常。

[按语] 沈师认为胸痹病胸闷苔腻者系痰浊闭塞之证，退苔腻乃取效之本，治疗时，祛痰为主，兼以化瘀，即痰瘀同治。此案投"温胆汤合瓜蒌薤白白酒汤"

祛除胸膈之痰浊，宽胸理气止痛。痰浊易热化，故加野菊、全瓜蒌清热祛痰；薤白通阳散结，利气宽胸，善治胸痛彻背，因其活性成分只溶于乙醇，不溶于水，故投薤白止心痛务必用酒作引子共同浸泡；因痰瘀易致互结，加苏木活血化瘀，温通止痛，为治疗心痛要药；痰浊阻滞，血脉运行缓慢，加川芎、赤芍、丹皮、葛根加强活血通脉之力；车前草驱邪外出，给痰浊以出路。后因患者情绪不舒，痰浊扰动，上蒙清窍，血压升高，故投沈师经验方祛痰平肝汤，其中钩藤、泽泻、莱菔子祛痰利湿，引热下行，川芎透窍上行，配下行之品调理升降气机。如低压偏高，苔腻较重则用海藻软坚祛痰，再辅以疏肝理气之药柴胡、川楝子、元胡调畅气机；石韦、金钱草、栀子清热疏肝，利湿驱邪；生山楂、生牡蛎软坚散结，健脾和胃。全方共奏清热祛痰，宽胸理气，健脾和胃之功。

批阅意见｜指导老师 冠心病痰浊阻塞证类比较多见，而应提倡从痰论治，祛痰为主法，由于痰瘀常常互结，故在祛痰时要佐以化瘀。目前治疗冠心病只要见苔腻一证，采用祛痰化瘀立法每每奏效。祛痰三步序贯：第一部，三竹换用；第二步，祛湿；第三步，加软坚散结。这是临证经验的总结。

沈绍功

2004 年 4 月 2 日

九、心动过缓重在温补心肾之阳

心动过缓中医认为属心肾阳气不足，鼓动血脉无力而致；治疗重在温补心肾之阳，又因缓则易瘀，患者也伴随血瘀之象，应加入活血化瘀之剂，常用药物：桂枝 10g，乌药 10g，鹿角霜 10g，淫羊藿 10g，灵芝 10g，肉桂 3g 温阳散寒；丹参 30g，泽兰 10g，红花 5~10g，苏木 10g 活血化瘀；气虚者加参类，如党参 10g，元参 10g，太子参 10g，或西洋参 3~5g，或人参 3~5g(另煎兑服)，增加心脏动力。如果治疗效果不显著时，还可以考虑使用麻黄附子细辛汤加味，其中用生麻黄，提升心率；但此方不应使用时间过长，中病即止；防止出现副作用。

病 案

徐右，34 岁，居住北京大红门，2003 年 4 月 21 日初诊（谷雨）。

[**病史**]胸闷气短 3 年，近 1 个月来因学习紧张而致症状加重，突发 2 次晕厥，手足冰冷，被送往某西医院，心电图示：心率 36 次 / 分，窦性心动过缓。诊断为：心源性休克，肌注阿托品，症状有所缓解，但影响正常工作，西医建议安装起搏器，患者经济因负担不起，故前来就治。刻诊：胸闷气短，心悸易惊，头晕头痛，手足发凉，四肢乏力，纳谷不香，夜眠梦多，腰膝酸软，大便干燥。

[**检查**]舌淡暗，苔薄白，脉象沉细而迟，血压 80/50mmHg，律齐，心音低钝。心电图：窦性心动过缓，心率 36 次 / 分。

[**辨证**]患者心悸易惊，手足发凉，脉沉细而迟为心肾阳气不足，血脉不畅，心失温养；阳气不足，清气不升，脑失所养，可见头晕头痛；夜眠梦多，系心神失养，神无所舍；肾气不足，肠道推动无力，则大便干燥；其病位在心肾，证属阳虚寒凝，血脉不畅。

[**诊断**]心悸，心肾阳虚、阴寒凝滞证，窦性心动过缓。

[**治法**]补益心肾，温阳散寒。

[**处方**]《伤寒论》麻黄附子细辛汤合《太平惠民和剂局方》四君子汤加味。

生麻黄 6g	附子 10g（先煎半小时）	细辛 3g	党参 10g
肉桂 3g	陈皮 10g	云苓 10g	生白术 10g
石菖蒲 10g	郁金 10g	丹参 30g	生内金 30g
制军 10g	升麻 5g	炙甘草 10g	

参芍片每次 4 片，每日 3 次。

[**结果**]上方每日 1 剂，水煎分 2 次服。连服 7 剂，血压升为 90/60 mmHg，心率增为 46 次 / 分，律齐，胸闷气短、心悸易惊、头晕头痛均有减轻，仍感手足发冷，营卫不和，故加桂枝、生白芍温通心阳，调和营卫，再进 14 剂，血压升为 95/60mmHg，心率已达 52 次 / 分，手足开始回暖，月经来潮，小腹冷痛，月经量少，经期腹泻，夜眠不安，阴寒之邪渐解，肾阳不足仍在，故上方去麻黄、附子、细辛、炙甘草，加温润肾阳之药如生杜仲、槲寄生、川断、菟丝子；理气活血止痛之药如乌药、川楝子、元胡、泽兰；善补阳者必于阴中求阳，故加生地、黄精、女贞子、旱莲草，加减治疗月余，血压升为 120/80mmHg，心率正常 60 次 / 分，月经正常，腰酸减轻，便干转润，食欲渐旺，夜寐已安，停服汤药，继续服用参芍片每次 4 片，每日 3 次，正心泰胶囊每次 4 粒，每日 3 次，服用 1 个月，心悸没发作，已无明显不舒。2 年后带其他患者求诊，问及病情，述其心电图复查大致正常，生活工作如常。

［**按语**］《伤寒明理论·悸》云："其气虚者，由阳气内弱，心下空虚，正气内动而悸也"。此案患者心悸易惊，手足发凉，脉沉细迟为心肾阳虚，阴寒凝滞之象，非大热大补之品不能解除，故用麻黄附子细辛汤合四君子汤，辛热之剂温通十二经脉，手足转温，心悸缓解，血压升高，但时间过长则易耗伤阴液，故中病即止，改用调补心肾阴阳之药，桂枝汤加温润药，随症加减。本案用药特点：①治疗心动过缓者，麻黄需生用，以提高心率；防麻黄发汗太过，故加党参补益心气；②缓解期心动过缓者应加生杜仲、槲寄生、川断、菟丝子、乌药、桂枝温补心肾之阳，温而不燥；③心率缓慢者，定有血脉瘀滞之象，应加活血化瘀之品，如丹参、泽兰以助血行；④制军泻热活血，苦寒反佐，防其温燥太过，此病案虽属难治，但辨证准确，用药精当，同样可以奏效，使其免受手术之苦并节省了医疗费用。

批阅意见｜指导老师　心动过缓中医治疗有疗效优势。临证大多证属"心肾阳虚"，能总结出"缓则易瘥"的规律，难能可贵。论治上也能抓住3个环节：一是温阳，特别用桂枝尖和鹿角霜；二是化瘀，重点投泽兰和苏木；三是益气强心，参类为主，惟不能不投生黄芪，临证时应当注意！

　　该生能在临证中总结导师的治法新意和用药特色，抓住了关键，提高了水平，这种继承方法应当推广。

沈绍功

2005 年 4 月 2 日

十、中医治疗心衰的治疗原则与药物

　　心衰西医的治疗原则是：强心、利尿、扩冠以减轻心脏负荷；中医也有相对应的治疗原则和药物。强心药以补气药为主，如生黄芪 10~30g，白术 10g，参类 10g，急危重患者人参用量可达 50~100g；特殊用药：仙鹤草 10g，白扁豆 10g；利尿剂用车前草 30g，泽兰 10g，泽泻 10g，白花蛇舌草 30g，石韦 10g；假如利尿作用不著时，可加通利大便，如草决明 30g，桃仁 10g，莱菔子 10g，制大黄 10g；通大便既可以减轻心脏负荷，又不会引起电解质紊乱；扩张血管的药物多用芳香及活血化瘀之品，如川芎 10g，丹参 10g，天麻 10g，苏木 10g，红花 5~10g，郁金 10g，切忌一味用利尿剂，不仅患者血压下降明显，还可引起其他病证。

病　案

祁右，64 岁，单位北京中科院，2003 年 11 月 28 日初诊（小雪）。

[病史] 扩张型心肌病 3 年，患者以心悸胸闷、胸痛加重 1 个月就诊某医院。超声示左室扩大，左房轻大，二尖瓣前叶对合错位，三尖瓣环扩大，诊断为心肌病合并心衰，经扩冠、利尿、对症等治疗，效果不著，故前来求治。刻诊：阵发心悸，胸闷气短，心区疼痛，右上腹隐痛胀满，食纳欠佳，胃中泛酸，大便干燥。

[检查] 舌暗红苔黄腻，脉细滑。血压 80/55mmHg，心率 50~57 次 / 分，心律不齐，频发早搏，3~4 次 / 分。心尖抬举性搏动，叩诊心界左下增大，心尖区二级收缩期杂音，双肺底少量湿罗音。上腹胆囊区压痛，墨菲征（＋），超声心动图示：三尖瓣轻度关闭不全，二尖瓣少量反流。CT 诊断报告：两肺间质性改变，胸主动脉管壁可见较多钙化，心脏增大，肺间质钙化。心电图示：左室肥厚，频发室早，左束支完全性阻滞，ST 段低平。下肢凹陷性水肿 2 度。

[辨证] 患者阵发心慌心悸，胸闷气短，心区疼痛，舌暗红，苔黄腻为痰浊中阻，胸阳不展之象；痰阻络脉，气机不通则右上腹疼痛；便干，系痰浊化热，热结肠道之象；痰热阻遏气血，腰府失养，可见腰酸乏力。其病位在心，证属邪阻心脉，气机不利。

[诊断] 胸痹心痛，痰瘀阻络，心神不宁证。扩张型心肌病，心功能不全 3 级，胆囊炎。

[治法] 理气宽胸，祛痰化瘀。

[处方] 投沈师经验方"三参饮"合《三因极一病证方论》温胆汤化裁。

党参 10g	苦参 10g	丹参 30g	仙鹤草 15g
竹茹 10g	枳壳 10g	云苓 10g	陈皮 10g
石菖蒲 10g	郁金 10g	川芎 10g	炒葶苈子 10g
川楝子 10g	元胡 10g	车前草 30g	制大黄 10g
蒲公英 10g	生牡蛎 30g		

[结果] 上方每日 1 剂，水煎分 2 次服。服用 2 周后，血压升为 100/70mmHg，心率增为 60~66 次 / 分，偶有早搏胸痛，心悸胸闷减轻，下肢水肿已除，食纳后胃部不适，痰湿之证渐化，湿困脾胃仍在，故上方加生内金、焦三仙、生薏仁健

脾和胃；泽兰、石韦利湿泄浊；三七粉养血和血；再服2周。胸痛胸闷、心悸气短明显减轻，仍有头晕、腰酸乏力，手足发冷，夜寐不安，舌暗红，苔薄白，脉细滑。此为痰浊瘀血得化，心肾阳气不振之象出现，改《伤寒论》桂枝加龙牡汤化裁。

［处方］

桂枝 10g	赤白芍各10g	菟丝子 10g	川断 10g
生杜仲 10g	槲寄生 10g	生地 10g	生黄芪 20g
石菖蒲 10g	郁金 10g	丹参 30g	夜交藤 30g
蒲公英 10g	生牡蛎 30g	生龙骨 30g	制大黄 10g

上方每日1剂，水煎分2次服。服用2周后，血压升为105/70mmHg，心率增加为72次/分，早搏未发作，右上腹隐痛缓解，未觉心悸气短，偶有头晕失眠，上方加天麻、炒枣仁，每剂煎2次，每晚服1次，巩固治疗1个月，病情稳定，后改汤剂为散剂，共研细末装入1号胶囊，口服治疗，未来复诊。

［按语］扩张型心肌病当属中医心痹范畴。《太平圣惠方·治心痹诸方》："夫思虑烦多则损心，心虚故邪乘之，邪积而不去，则时害饮食，心中愊愊如满，蕴蕴而痛是谓心痹。"本案素体禀赋不足，思虑过度导致心络受损，加之时值冬季，外有寒邪之袭，内有饮食之害故发心痹。患者初为本虚标实之证，急则治其标，当以祛痰化瘀为先。三参饮（党参、丹参、苦参）为沈师治疗心律不齐常用方剂，其中苦参清火利湿，控制心律失常，但药量不能过大，防其伤胃，伍以温胆汤理气祛痰，健脾和胃，仙鹤草补益心气，扶正祛邪。后邪实去当以补虚温通为主，用桂枝加龙牡汤加减，加菟丝子、川断温通心肾之阳；生黄芪、生地气阴双补，从阴求阳。虚久必瘀，故加活血化瘀药改善瘀血状态，增加血脉运行，蒲公英、生牡蛎为治疗胃酸胃胀的要药；加制大黄泄热，车前草通利大便，减轻心脏负荷，缓解心衰，同时注意心脏病患者宜低盐饮食，少食多餐。

纵观本案，虽然心动过缓，脉沉细，貌似虚象，但苔腻舌暗属痰瘀阻络之证。扩张型心肌病，中西医无根治办法，但若辨证确当，祛邪扶正兼顾，中医治疗及时，依然能够奏效，稳定病情。

批阅意见｜指导老师　根据西医治则，配用中药治疗，这是中西医配合的又一创新。心衰是难治病且易反复。强心投以补气药，尤其是重用生黄芪和白人参；利尿用渗湿和润肠药；扩冠用化瘀药，特别是苏木、红花。这套治疗思路对各类心衰竭有一定的疗效。只有在临证中总结，并用之实践，才能继承先辈经验并学以致用。利尿药中勿忘葶苈子的强心利尿药效。

沈绍功

2005 年 5 月 2 日

十一、病毒性心肌炎应分期辨证论治

心肌炎的治疗应根据患者病情分清不同阶段，一般分为早期、恢复期及后遗症期。早期毒邪较盛，正邪抗争，患者多有发热、咽痛、心悸、全身酸痛等外感症状，治疗时应以银翘散加减，再加苏木、丹参活血化瘀之药，珍珠母、生牡蛎镇静安神。恢复期易出现心气不足、余邪留恋，治疗多以当归补血汤合补中益气汤加减，再加连翘、板蓝根清热解毒之品。后遗症期患者易出现胸闷、心悸、胸痛和气短等症，病机以虚证为主，治疗时调补心肾，活血通脉，方选四君子汤合杞菊地黄汤加减。

病毒性心肌炎是由于病毒感染所致心肌的急性或慢性局限性或弥漫性的炎症改变。多发于青少年，后遗症和并发症较多，甚至出现心力衰竭和心脏骤停。沈师根据患者的临床表现分为三个不同阶段。早期，毒邪较盛，正气未虚，治则清热解毒，健脾和胃，方选银翘散加减为基础方：银花 10g，连翘 10g，桑白皮 10g，菊花 10g，芦根 15g，薄荷 10g（后下），桔梗 10g，生内金 30g，宜佐透窍的桔梗，利湿的车前草。恢复期，中气不足，余毒尚存，治则益气健脾，兼清余热，方选补中益气汤加减：生黄芪 15g，党参 10g，云苓 10g，陈皮 10g，升麻 5g，连翘 10g。后遗症期气阴亏虚，痰瘀阻络，治则益气养阴，祛痰化瘀，方选生脉散合血府逐瘀汤加减：党参 10g，云苓 10g，陈皮 10g，麦冬 10g，三七粉 3g（冲服），丹参 30g，板蓝根 30g。

病　　案

高童，6 岁，居住北京东城区，2002 年 3 月 13 日初诊（惊蛰）。

[病史]2 个月前因感冒发热，体温在 38.5~39.3℃，服用"感冒清热冲剂""百服宁"等药，外感症状缓解，但仍低热，T：37.2~38.5℃，心前区疼痛，在儿童医院做心电图示：心率 84~130 次 / 分，窦性心律不齐、心动过速。诊断为"病毒性心肌炎"。经消炎及对症治疗，无明显好转，故前来求治。近 2 周来患儿心

悸气短，低热咽痛，食纳不香，脘腹疼痛，大便干燥，夜眠不安，寐中汗出。

[检查] 舌尖红有紫斑，苔黄腻，脉结促。血压 80/50mmHg，体温 37.5℃，心率 114~130 次/分，心律不齐，扁桃体红肿Ⅱ度，无脓点。就诊前 3 天心电图示：窦性心律不齐、心动过速。心肌酶各项均增高。

[辨证] 热毒外袭，正邪相争，肺卫失和，则发热咽痛。热扰心神而致心悸气短、夜眠不安；热邪熏蒸，发热汗出；热邪阻遏，气机不畅，见食纳不香，脘腹疼痛；热灼津液，可致大便干燥。其病位在心肺，证属热毒侵袭，心脉阻滞。

[诊断] 心悸。热毒外袭，痰瘀内停证。病毒性心肌炎。

[治法] 清热解毒，通腑宁神。

[处方] 选用《温病条辨》银翘散加减。

金银花 10g	连翘 10g	生甘草 5g	青蒿 10g (后下)
牛蒡子 5g	桑白皮 10g	芦根 10g	莱菔子 10g
车前草 15g	焦三仙 30g	生内金 30g	全瓜蒌 15g
丹参 15g	生牡蛎 15g		

[结果] 上方每日 1 剂，水煎分 2 次服。连服 14 剂，低热发于下午及傍晚，体温 37.2~37.4℃，其余时间体温正常，心悸气短明显减轻，食欲增加，大便 2 日 1 行，近日易感乏力，夜间汗出，舌暗红，苔薄黄，脉细数。血压升为 90/60mmHg，心率减为 114 次/分，心电图：Ⅱ、Ⅲ、aVF、T 波低平。心肌酶谱已正常。热毒渐清，脾胃气虚之证显现。治疗改为益气健脾，佐以清热解毒。

[处方]《脾胃论》补中益气汤加减。

生黄芪 10g	党参 10g	升麻 5g	柴胡 5g
陈皮 10g	生白术 5g	连翘 10g	全瓜蒌 15g
莱菔子 5g	丹皮 5g	地骨皮 5g	丹参 10g
桑白皮 5g	知母 5g		

上方每日 1 剂，水煎分 2 次服。连服 1 个月，偶有午后发热，持续约 1 小时，体温 37.2℃左右，精神转佳，食欲增加，大便正常。心律不齐，加苦参、野菊、川芎、石韦；气短乏力加元参、黄精、西洋参(另煎)、仙鹤草；低热汗出时加鳖甲、知母、丹皮；咽痛甚时，加射干、牛蒡子。经 2 个月加减治疗患儿已无低热，食纳馨香，二便自调，活动如常，体力恢复。上药做成丸剂，每次 3g，每日 2 次，巩固 2 个月，复查心电图：大致正常，心率 89 次/分。恢复上学，随访 2 年未曾复发。

[按语] 本案属热毒侵袭肺卫，气血运行失和，痰瘀互结。方选辛凉解表的银翘散加减。患儿咽痛，此为热毒上炎，故选连翘、金银花、生甘草清热解毒，药理作用有抗乙型链球菌感染之效。病在肺胃，肺与大肠相表里，桑白皮、莱菔子泻肺通便，祛邪外出；风热壅痰，涤痰为先，故佐清热祛痰的全瓜蒌；小儿脾胃娇嫩，治疗时应顾护脾胃，加焦三仙、生内金健脾和胃；青蒿、芦根退热、止渴而不滋腻；射干、牛蒡子祛痰解毒，治咽圣药。莱菔子祛痰通便，车前草祛痰利尿，既助涤痰之力，又使邪从二便排出体外。实证已去，扶正为要，孩童应以补益中气为本，故选用补中益气汤扶正祛邪，随证加以元参、黄精、西洋参补气养阴，气阴互根，养阴增加补气之力，仙鹤草补益心脾之气而不碍胃。低热多用鳖甲、知母、丹皮、地骨皮清热凉血，全方取其甘温除热之意。方意特点在于临证时不要受病的影响，认为病毒性心肌炎多用清热解毒药，易犯苦寒伤胃之弊。而应早期祛邪为主，兼以清热解毒，顾护脾胃；中后期扶正祛邪，益气养阴，兼以清热解毒。治疗儿科诸疾，时时勿忘健脾和胃，保护胃气，振奋食欲，这是取效之道。

批阅意见　指导老师　中医治疗心肌炎有疗效优势，分期辨证是临证的经验总结：早期解毒，恢复期扶正，后遗症期调补心肾。心肌炎复发率较高。中医临证绝不能重病而要重证，只有辨证论治方能发挥疗效优势。

沈绍功

2004 年 7 月 3 日

十二、依心律快慢立法纠正心律失常

心律失常在中医临床分为快速型和缓慢型，而不是根据房性的或室性的确定治疗。快速型的发病原因认为属于热证，分为实热和虚热，实热因心、肝火旺所致；虚热由心、肾气阴两亏诱发，治则实热选用温胆汤清热祛痰，健脾和胃，再加黄连、苦参、石韦、生栀子、丹皮、生牡蛎、珍珠母清热泻火，纠正快速心律失常。

缓慢型心律失常，是由心肾阳虚所引起，治则益气温阳，温通心脉，方选桂枝加龙牡汤加减。药物组成：桂枝、赤芍、生牡蛎、生龙骨、川断、淫羊藿、鹿角霜、丹参。因血液运行缓慢，临证必有瘀滞状态，故加活血化瘀药，加快血流速度。另外温燥太过，易虚火上炎，应少佐寒凉药。

病　案

李左，33 岁，工作于北京某公司，2003 年 11 月 9 日初诊（立冬）。

[病史] 半年前因劳累而致感冒，体温 37.3~37.5℃，服用"消炎药""感冒清热冲剂等"，感冒之症已解，自感阵发性心悸，心电图示：阵发性心动过速，频发房性早搏。近 1 个月来病情加重，现感胸闷气短频作，疲劳时加重，后背疼痛，食纳不香，腰膝酸软，夜寐不安，大便溏薄。

[检查] 舌暗红，苔薄黄，脉细数。血压 90/60mmHg，心率 96~104 次 / 分，心律不齐，早搏 10~12 次 / 分。心电图示：阵发性心动过速，频发房性早搏。

[辨证] 患者因过度劳累，耗气伤血，心脉失养，胸闷心悸，气短乏力；诸阳受气于胸中而转行于后背，气血虚弱，经脉不荣则痛，故后背疼痛；气虚脾胃健运失司，食纳不香；心肾不交，夜寐不安，腰膝酸软。其病位在心脾肾，证属气虚脉阻，脉络不畅。

[诊断] 心悸。心肾气虚，心脉不畅证。病毒性心肌炎、房性早搏。

[治法] 补益心肾，通脉宁神。

[处方]《太平惠民和剂局方》四君子汤合《韩氏医通》交泰丸加减。

党参 10g	炒白术 10g	云苓 10g	苦参 10g
石菖蒲 10g	郁金 10g	川芎 10g	石韦 10g
丹参 30g	生黄芪 15g	葛根 10g	野菊花 10g
全瓜蒌 30g	薤白 10g	生山楂 15g	黄连 10g
肉桂 3g			

[结果] 上方每日 1 剂，水煎分 2 次服。连服 14 剂，心率降为 72 次 / 分，律齐，早搏消失；血压升为 120/80mmHg，心悸气短已轻，纳谷已香，大便已调。夜寐欠佳，偶感左侧胸部疼痛，舌暗红，苔薄黄，脉沉细。心肾气虚之证已复，心脉不畅依存，减党参、丹参、苦参，加黄连、肉桂、白术，胸闷胸痛加赤芍、苏木、三七粉 (冲服)；心气不足加黄精、仙鹤草；夜眠不佳，加炒枣仁、夜交藤。

1 个月后复诊，休息不足时偶有胸闷汗出，夜寐不安，大便溏薄，日行 2~3 次，舌暗红，苔薄黄，脉沉细。出现营卫不和，脾虚湿盛之证，故加桂枝、生白芍调和营卫；生牡蛎、木香行气利湿。正心泰胶囊，每次 4 粒，每日 2 次。

服药 1 个月后，减为每晚服 1 煎，坚持近半年，纳便已调，无明显不适，心悸已止，复查心电图示：大致正常。舌淡红，苔薄白，脉沉细。停用汤药，服正心泰胶囊，每次 4 粒；杞菊地黄胶囊，每次 5 粒，均每日 2 次，经 2 个月巩固，恢复正常工作。

[按语] 本案病毒性心肌炎迁延日久，损伤正气，临证时未见热毒之象，只见心肾气虚，心脉失畅之证。故治重补气健脾为主，投四君子汤为益气健脾的祖方，加交泰丸交通心肾，使肾水上承，心火下降。因气虚损阴，阴虚生内热，故加野菊平肝泻热。川芎、石韦两药体现了升降理论，同时也为抗心律失常的药对。方中加入三参饮（丹参、苦参、党参），以加强补虚、通络、清热之效。心肾气虚得复，又及时配以苏木、三七疏通心脉，黄精、仙鹤草继续补益心气，桂枝、白芍调和营卫，木香、牡蛎行气利湿，最后以调肾的正心泰、杞菊地黄收功，半年之久的病毒性心肌炎得以控制，频发房早消失。临证不能一见病毒性心肌炎就一味投以清热解毒，只有重于辨证，结合辨病方能奏效。本案也是一个明证。

批阅意见｜指导老师

心律失常系难治病，西医治疗药有盲点，中医治疗富有优点。中医治疗依快速型和缓慢型立法"清热祛痰"和"温阳通脉"可以取得疗效。清热祛痰的特殊药为黄连、苦参、石韦；温阳通脉的特殊药为鹿角霜、淫羊藿、桂枝。

由于学习认真，用心归纳，深得导师的临证经验，故用之实践，获得疗效，收到学以致用的目的。注意缓慢型用桂枝加龙牡汤，因慢而致瘀，可用赤芍，但不能不用白芍，否则没有桂枝汤方意。

沈绍功

2004 年 11 月 30 日

十三、中医治疗中风病急性期有妙招

心脑血管疾病临证时，首先辨清虚实两类。实证者，舌苔厚腻，脉弦滑；虚证者，苔薄白，脉沉细，同时注意痰、瘀、虚等病理因素，方药运用上以瓜蒌薤白汤治实证，杞菊地黄汤治虚证。

（一）治疗原则

1.急性期

急性期应注意"化瘀"和"通腑"，可提高中风病疗效水平。因为便干或便秘，属于腑实壅热证，若不及时纠正，可加重病情或产生其他并发症。

（1）脱证：苔薄，质淡胖嫩，治以回阳救逆，应用人参100g以上，附子30g以上先煎30分钟，干姜、炙甘草、五味子、参附针、参脉针静脉注射15分钟以上，昏迷者灌肠到结肠部位，比胃黏膜吸收增加15%。灸神厥、足三里、关元穴。

（2）闭证：舌苔燥红、垢、绛红，治以清热祛痰开窍，应用醒脑静、清开灵、礞石滚痰丸，治疗过程中一定要注意通腑，芒硝15g(后下)，制军10g，草决明30g，桃仁10g，莱菔子10g。

2. 恢复期

中风恢复期治重"滋水涵木"，不应单一"补气活络"。

（二）中风的分类

脑中风分为脑出血和脑梗死两类。

1. 脑出血

据出血部位分为基底动脉、内囊、29%~30%有颅压增高（症状有喷射状呕吐、眼底动脉出血破裂），易形成脑疝，导致死亡。25%甘露醇，30分钟静滴，50%高渗糖静推，脱水后，血液易变稠，中病即止，易成植物人，脑出血后遗症多，致残率高。颅内压降低后，脱水停止。蛛网膜下腔出血，患者易出现头痛如裂。

2. 脑梗死

脑梗死占50%，易由房颤、空气栓塞及肥胖病人（12%~13%）所导致，根据发病时间分为三期。急性期：1个月以内。恢复期：1~6个月。后遗症期：6个月以上。

（三）中风分期治疗

1. 急性期

对于中风严重的患者，半小时测量血压1次，吸氧，支持疗法。中风患者如出现鼻尖冰凉，死亡率较高，死亡时间多在凌晨1：00~4：00。

（1）止血药：水蛭，有双向调节作用，促进血肿吸收。水蛭粉3g以内止血，超过 3g 有破血作用。水蛭味臭，不容易下咽，可以边喝边揉内关，或者用鲜生姜擦舌面后服用，或者磨粉装胶囊，或者馒头皮包药物服用。如同时配伍土鳖虫、地龙，则加强活血破瘀作用。

（2）破血溶栓时加川芎、丹皮、苏木、桃仁、泽兰活血化瘀，加当归、白菊、三七、丹参养血活血。其中三七有氨甲苯酸成分，一般用三七粉 1~3g 冲服；煎服常用 3~5g。溶栓最佳时间为 6 小时内，最长不能超过 24 小时。

（3）补气药加入止血、活血药中：临证应用参类 30~60g，生黄芪 30~60g，出血时注意气血关系，气为血帅，血栓时应用补气药推动血运，改善脑部血液循环。

（4）中风要重视痰：中风患者十之八九舌苔腻，应化痰为主，主方温胆汤。按照化痰五步原则，给痰以出路，此外，痰化热多，要用清热药。这种情况，应少用补阳还五汤。

2. 恢复期

一般用补阳还五汤、天麻钩藤饮等。成药：大小活络丹、华佗再造丸（作用较缓和）。

恢复期患者每周病情可能会有变化，应守法易药，调换药物。如用丹参替换赤芍、川芎；用白术替换生黄芪。

恢复期患者要强调功能锻炼，如手中握核桃、按摩、针灸、熏洗。

恢复期患者平卧时腿部能支起或下肢能抬起来者，患者易恢复，估计半月会走路。如走路时抬起不利，下肢拖拉者，行走功能不易恢复。

3. 后遗症期

在后遗症期，也应辨证论治，舌苔腻者，从痰论治，舌苔不腻时，可以滋水涵木，方用杞菊地黄汤。

应用杞菊地黄汤，应注意三点：第一，注意柔肝，增加当归、白芍；第二，注意升降理论，增加薄荷、桂枝、天麻、川断、牛膝；第三，注意活络透络药物的使用，增加生山楂 15~30g，地龙 10g，泽兰 20g。

（四）中风的五个变证

1. 呃逆（中枢性）

丁香四逆散，生赭石 30~60g，用中药升降理论。针灸：足三里、太冲。

2. 呕血（易激性溃疡）

三七粉 3g，白及粉 3g，仙鹤草 30g。以仙鹤草煮水浓煎，冲服三七粉、白及粉。

3. 戴阳证

治疗效果不佳。宜固脱，药用：五倍子 10g，人参 30g，附片 30g，乌梅 10g，白芍 10g，五味子 10g；或贴神阙、涌泉。

4. 中枢性发热

犀角（水牛角粉 5~10g 代替），羚羊角粉、牛黄各 1g，生黄芪 5g，青蒿 10g（后下），银柴胡 5g。煎水冲水牛角粉、羚羊角粉喝。灌肠：用冰盐水灌肠 150ml。

5. 言语不清

化痰清心，黄连 5g，竹叶 10g，肉桂 3g。金津、玉液，三棱针点刺放血。喷雾：金樱子 15~30g，枳壳 15~30g，丹参 5~30g。α-糜蛋白酶、地塞米松雾化吸收。

6. 偏视

杞菊地黄汤加菖蒲 10g，郁金 10g，菊花 10g，水煎，待冷却后，凉敷眼睛。

7. 手足活动不利

外洗药：苏木、红花、丹参加虫类药及行气药，用陈醋泡药，一日 2 次。

批阅意见｜指导老师

中医诊治脑中风有疗效优势。急性期发挥中医疗效优势，完全可以提高抢救成功率。急性脑中风分辨闭脱证至关重要，治则大异，脱者回阳救逆，重用独参汤是关键；闭者豁痰通腑是关键。脑中风恢复期不以补气活络为治而治，应以滋水涵木为法。

中医能治急诊，应继续发扬。

沈绍功

2005 年 11 月 3 日

十四、久泻多虚,辨证关键看舌脉

腹泻主要为脾虚所致,治疗多选异功散:六君子汤加陈皮。肾亏时选用四神丸,补脾时加温肾药,脾肾同治,以上均加固涩药如:芡实10g,五倍子10g,乌梅10g,赤石脂30g,禹余粮10g。

(一)分类

腹泻分6种。

1. 黏冻血便(痢疾)

下焦湿热,大肠湿热证,宜清利湿热,方用葛根芩连汤:葛根10g,黄芩10g,黄连10g,鲜马齿苋90g(干马齿苋30g)捣汁冲入汤中喝,送服小檗碱片4片。加少量白头翁10g,其易伤胃,中病即止,秦皮止痢好,但伤胃,不宜用。

行气:木香10g,槟榔10g,大腹皮10g。

导滞:山楂10g,神曲10g。

血便:丹皮10g,赤芍10g,地榆炭10g,炒银花20~30g(银花炭10g)。

2. 大便带脓(溃疡性结肠炎)或有黏冻(过敏性肠炎)

边上带脓,脾虚为主,方选香砂六君子;湿热较盛,方选葛根芩连为主方。以上两证重用苦参15~30g,生苡仁15~30g,保留灌肠法治疗约1小时以上。

3. 大便有泡沫

风邪夹寒,小儿多见,方选痛泻要方:白术10g,白芍10g,木香10g,干姜10g。

4. 暑湿水便

藿香正气水加减,利小便,实大便。用药:车前草30g,生姜皮10g,大腹皮10g,泽泻10g,桑白皮10g,竹叶10g,冬瓜皮10g,泽兰10g,生苡仁10g。不在夏季可去佩兰、藿香加利小便药。

5. 溏便

溏便主要以脾虚为主,选用异功散(六君子加陈皮);以肾亏为主选四神丸。

补脾时加温肾药，脾肾同治。以上两证均加固涩药，如芡实 10g，五倍子 10g，乌梅 10g，赤石脂 30g，禹余粮 10g。

6. 久痢不止（休息痢）

此宜寒热虚实同治：方用干姜、黄芩、黄连、人参，人参芩连干姜汤。临证时根据寒热虚实不同，分证论治，久痢不治，偏于气分，加调气药。

病在气分，伴有腹痛，加木香 10g，枳壳 10g，陈皮 10g。

病在血分，肉眼血便，加当归 10g，白芍 10g，丹参 30g，血余炭 30g。

偏于湿邪，大便黏冻，便常规化验便有白细胞，加苍术 10g，竹茹 10g，花椒 1g，生苡仁 10g。

（二）注意要点

治疗腹泻要注意四个问题。

（1）胃气为本，宜酌加消导药（和胃药）如砂仁、木香、焦三仙。

（2）醒脾运脾，用生内金 30g，乌梅 10g，生苡仁 10g。

（3）肠胃病化寒、化热，分加祛寒、祛热药，鉴别及用药如下。

舌质红，舌苔黄，属热，加连翘 10g，公英 10g，炒栀子 10g。

舌质淡，白苔寒，属寒，加高良姜 10g，乌药 10g，香附 10g。

（4）胃口不好时，可以选择以下 3 种服药的办法：每日服 1 次（两煎合用）；减少服量，一剂药分 3 次服用；加服加味保和丸，每次 20~30 粒，日 3 次。

指导老师批阅意见

久泻多虚，辨证关键看舌脉，苔薄脉细，常责之于脾肾不足，以异功散、四神丸为主方，应当脾肾同治，因脾肾同源，同属先后天之本之故。酌加收涩药，特别是芡实、五倍子，此乃止久泻的取效之道。

休息痢用人参连芩干姜汤系我师叶心清先生的临证经验，常获奇效，其主要加减有三：气分腹痛加木香，血分便赤加血余炭，湿重黏冻加炒苍术。

久泻适逢夏季勿忘加清暑利湿的藿香。

沈绍功

2005 年 6 月 5 日

十五、肾炎论治重视湿热下注

肾炎的论治原则：首辨舌苔，苔腻时以清热利湿为主，尤其注重清利下焦湿热，方选滋肾通关散：知母10g，黄柏10g，肉桂3g。苔白腻时去肉桂，加桂枝10g，炮姜10g，车前草30g，生苡仁10~60~90g，做成苡仁粥。或用土茯苓10g，草薢10g，瞿麦10g，萹蓄10g，不用甘草梢。舌苔不腻时健脾温肾，不用或少用附子、肉桂，因其易引起燥热，常用易加重肾脏负担。

肾乃水火之脏，治疗时可用淫羊藿10g，补骨脂10g，蛇床子10g，桑寄生10g，生杜仲10g。健脾用黄精10~15g，山药15~120g，要补而不滞，上焦多选用百合10g，沙参10g，芦根10g；中焦多选木香10g，砂仁10g，陈皮10g；下焦多选泽泻10g，生黄芪15g（苔薄而白者用），生苡仁10g，泽泻10g，车前草30g。

（一）辨证论治

肾病包括肾炎、肾病综合征、IgG肾病、泌尿系感染等疾病。大凡肾炎之治，框于"健脾温肾"之中，大多投"肾气丸""真武汤"之类。殊不知，肾炎的中医证类决非单纯的"脾肾阳虚"，在急性期，"风水束肺"有之，在慢性期"湿热下注"更有之。守法轻证，法证不符，焉能奏效？故肾炎之治不能单纯健脾温肾。

1.风水束肺证

主症：风水束肺，影响升降，水邪停滞而见头面浮肿，尿少腰酸，头晕且沉，苔薄白腻，脉浮紧滑。大多见于急性肾炎、肾病综合征急性期。

治法：开鬼门，洁净腑，宣肺利尿法。

方药：越婢加术汤。

宣肺，加桔梗、白菊、蝉蜕、桑白皮、炒葶苈子。

利尿，加车前草、白术、泽泻、冬瓜皮、云苓。

升降，加川芎、川牛膝。

2.湿热下注证

主症：尿频量少，脘胀纳差，头重肢肿，时有腰酸，苔腻，脉滑。

治法：清利湿热。

方药：滋肾通关丸合四妙丸。

黄柏 10g	知母 10g	肉桂 3g	生苡仁 15g
川牛膝 15g	车前草 30g	泽泻 10g	泽兰 10g
海藻 10g	丹参 30g	炒苍术 10g	白花蛇舌草 30g

治疗肾炎不论何种证类均应配以利尿解毒和活血化瘀二法，这是增效良策。利尿解毒常选用车前草、白花蛇舌草、桑白皮、泽泻、生苡仁、云苓、冬瓜皮子；活血化瘀常选用丹参、益母草、王不留行、川芎、地龙、泽兰、生山楂、三七粉。

如为 IgG 肾病应提高免疫，用二仙汤或补中益气汤。其中，蛇床子（用蛇床子替换仙茅）、肉苁蓉、菟丝子、枸杞、补骨脂、巴戟肉、杜仲、槲寄生补气摄血，调整阴阳。

（二）并发症的治疗

（1）浮肿：头面浮肿，应用汗法，开鬼门，洁净府，宣发肺气。桔梗 5g（过去用麻黄，现代以桔梗），蝉蜕 5g，荆芥穗 5g，苏梗 5g，桑白皮 10g；腰以下浮肿：泽兰 10g，车前草 30g，白花蛇舌草 30g，生苡仁 10g，冬瓜皮 10~15g，冬瓜子 10~15g。

（2）腰酸、腰痛：鸡血藤 15g，川断 10g，狗脊 10g，老鹳草 10g。

（3）纳呆：砂仁 10g，焦三仙 30g，生内金 30g（磨粉，冲服），木香 10g，连翘 10g，莱菔子 10g。

（4）尿蛋白、管型：仙鹤草 10g，白花蛇舌草 30g，丹参 30g，生杜仲 10g，桑寄生 10g，参类或灵芝 10g。

（5）红细胞：益母草 10g，三七粉 3g（冲服），小蓟 10g，白茅根 10g（鲜品用 60g 捣汁冲服）。也可以用王不留行 10g，连翘 10g，双花 10g，白花蛇舌草 30g，金钱草 10~30g，琥珀粉 6g，三七粉 3g。上方 3 剂做成药粉服用，也具有较好地消除尿中红细胞的作用。

（6）伴结石：海金沙、琥珀粉、金钱草。

（7）高血压：海藻 10~15g，昆布 10~15g。

（8）透析患者应注意如下几点。

①先清热解毒，用四妙勇安汤加白花蛇舌草，生苡仁 200g 煮粥喝。

②补肾，调整肾之阴阳。以补肾为主，重用黄精、灵芝。生黄芪消蛋白，适用于脾肾两虚证。

③忌盐：摄入适量蛋白，可以食用豆浆。

④过敏性紫癜肾炎可用知柏地黄汤加扁豆衣 10g，生黄芪 15g，白僵蚕 10g，紫草 30g，草决明 30g，也可以辨证选用桂枝加龙骨牡蛎汤。

⑤细辛 3g，白芷 6g，薄荷 10g，加艾叶 30g 香熏，防止皮肤感染。

此外，肾炎反复性较大，要注意巩固，可以应用中成药参苓白术丸、杞菊地黄丸巩固疗效。

| 批阅意见 | 指导老师 | 治肾炎常法补肾健脾。殊不知肾炎属温热下注者并不罕见，特别是苔腻者，经施补法，反恋湿热而加重病情。

湿热为患以清热利湿为治，分辨上中下焦而分别辅以加减，其效乃显。 |

沈绍功

2005 年 12 月 30 日

十六、以证为准、扶正为主治疗恶性肿瘤

恶性肿瘤分为三类：腺癌、鳞癌及未分化细胞癌，腺癌对化疗药物不敏感，且易转移，故术后中药保守治疗，注重调整内分泌功能，即中医肾阴肾阳，同时加白花蛇舌草清热解毒防癌，仙鹤草、灵芝扶正固本，提高免疫功能。

沈师治疗恶性肿瘤，强调中医辨证论治的整体和综合优势，遣方用药以证为准，尤其重视扶助正气在治疗中的重要作用。辨病用药只是提高疗效的辅助方法，且必须在中医理论的指导下，需要与病机证类相一致。辨证多采用"病证相配单元组合式辨证诊断法"，论治则应用序列配套的整体方案，及配合意疗、艺疗、体疗、食疗等措施的综合疗法。这些新思路、新方法，能够充分发挥中医的论治优势，尤其在当前恶性肿瘤的治疗重病轻证、滥用攻伐的医风下，对提高中医诊治恶性肿瘤的疗效颇有助益。兹将沈师治疗恶性肿瘤以证为准、扶正为主的整体、综合治疗方案介绍如下。

（一）以证为主，单元组合

通常治疗恶性肿瘤，多误在以病为准，据病用药，无论何证，滥用攻伐，徒伤正气，其为有效，亦是幸中。沈师认为，恶性肿瘤的治疗，同于他病，亦须以

辨证为准，辨病只是提高疗效的辅助方法。而且辨病用药，必须在中医理法的指导下，有是证用是药，不得与证类病机相矛盾。

1. 恶性肿瘤常见证类单元与组方单元

（1）痰浊阻滞：头重胸闷，口黏纳呆，苔腻脉滑。其中尤以苔腻为要，可以"一锤定音"，所谓"但见苔腻一症便是，其余不必悉俱。"基本组方单元为温胆汤。沈师把《三因极一病证方论》温胆汤化裁为：竹茹、枳壳、云苓、陈皮、石菖蒲、郁金六味，用治痰浊化热。其中，竹茹清热祛痰是为主药；云苓、陈皮健脾祛痰，截断"生痰之源"是为辅药；枳壳理气行滞，利于痰浊的排出是为佐使药；石菖蒲、郁金透窍豁痰，畅行气血，以防痰浊闭窍。

（2）瘀毒蕴结：刺痛，舌紫暗，有瘀斑，脉涩弦紧。以血府逐瘀汤为基本组方单元，化瘀轻则丹参、丹皮、赤芍，重则桃仁、红花；行气开胸用柴胡、枳壳、桔梗，引血下行用川牛膝；和血养血选生地、当归，以便活血而不伤血，逐瘀又能生新。

（3）肾精不足：腰酸膝软，苔薄不腻，脉沉细。以杞菊地黄汤为基本组方单元，主药有枸杞子、野菊花、生地黄、黄精、生杜仲、桑寄生。其中，前四味养阴清肝，后两味阴阳双补。

（4）脾气亏虚：纳差便溏，神疲乏力，舌淡苔白，脉缓无力。基本组方单元为香砂六君子汤加减：党参、炒白术、云苓、陈皮、木香、砂仁、石菖蒲、郁金、生杜仲、芦根。其中，石菖蒲、郁金透行消导，使六君子汤补而不滞，又可调整大脑皮层，有利于稳定肿瘤患者情绪；生杜仲温润肾阳，补火生土；芦根生津养脾阴，可养阴益气，又可防诸药温燥，损伤脾阴。

（5）津液损伤：便秘口渴，舌质干红，脉象细数。增液汤为基本组方单元组方，主药有：玄参、麦冬、生地。

2. 恶性肿瘤组合原则

证类由四诊确定的证类单元组合而成。如纳差、苔腻，为痰浊，可以单见；若见舌有瘀斑，则有瘀血，二者合则为瘀痰互结；若伴见肝气不舒，则为肝郁痰阻。又如腰酸、苔薄不腻为肾虚，伴有舌紫暗，则是肾虚血瘀。此四证为常见证类。

组方则由各证类单元所对应的组方单元，根据证情轻重，在治法理论指导下组合而成。虽为痰瘀互结证，但痰重瘀轻，治疗以祛痰为主、化瘀为辅，方中只用一味丹参痰瘀同治；肾虚又见血瘀，故将赤芍、丹皮、川芎、丹参、当归等活血之品合入杞菊地黄汤中，补肾活血并重。沈师临证，活而不拘；遣方用药，必使合于治法而与证类病机丝丝入扣。尤其强调，认证要抓住要害，要以舌为主；治法不可拘泥，当随证而变；有是证用是方，方证必须对应；用药有法度，配伍要巧妙。

（二）辨病为辅，祛邪防伤正

常见恶性肿瘤的首选用药，多为祛邪之品。临证中，若见邪实之象，辨为邪实之证，攻毒之品也是必用。但必须守祛邪而不伤正气大法。祛邪之法，其一，攻毒之品，必有见证，所谓"有故无陨故无陨也"；更要中病即止，须知"食养以尽之"。其二，适当配伍，减轻毒损。用山豆根"解咽喉肿痛"，但久服会导致腹泻，可配伍木香、煨葛根升清，白花蛇舌草渗浊以防其泄泻；山慈菇散结，配丹参养血活血，以防肝脏损伤。其三，尽量选用解毒而不伤正之品，且注意配合使用扶正之品。如沈师解毒通用方中的生苡仁、白花蛇舌草解毒而不伤正，而仙鹤草可以益气扶正；茵陈四逆散中生黄芪可以补气托毒、扶正祛邪。

1.恶性肿瘤通用方

沈师自制解毒通用方：仙鹤草 10g，生苡仁 10g，莱菔子 10g，全瓜蒌 30g，白花蛇舌草 30g，丹参 30g。其中，生苡仁、白花蛇舌草渗湿解毒，可引痰毒诸邪从小便而解；莱菔子、全瓜蒌祛痰通腑，可导诸邪痰浊从大便而出；丹参养血活血，合生苡仁、白花蛇舌草则为痰瘀同治；仙鹤草益气，合前诸药则是扶正祛邪。五味合用，痰瘀同治，渗湿解毒而给邪以出路，活血益气而不伤正气，可通用于各种恶性肿瘤痰瘀蕴毒、脾肾亏虚等所有证类。且现代药理研究表明，六味药物均有广谱的抗肿瘤作用。

2.常见恶性肿瘤的首选用药

此类药物，未必定用，需以证为凭。有其证则斟酌选取 1~2 味，加入证类所定方中。但必须中病即止，勿使伤正。

（1）食道癌：半夏、全瓜蒌、生赭石、威灵仙、三七粉。三七粉与诸降逆药同用，可以预防出血。其他如急性子、山慈菇。

（2）胃癌：首选藤梨根、莪术，其他如喜树碱、肿节风、蛇莓。

（3）肝癌：常用金钱草、醋鳖甲、板蓝根、丹参，合于沈师经验方茵陈四逆散中，疏肝祛痰。其他如龙葵、莪术、藤梨根、半枝莲、喜树碱、苦参、川楝子。

（4）肠癌：苦参、生地榆、藤梨根及肿节风、喜树碱。

（5）胰腺癌：藤梨根、半枝莲、生军、三七、肿节风。

（6）肺癌：多用鱼腥草、全瓜蒌，少用山海螺、白英、半枝莲。

（7）鼻咽癌：蛇莓、露蜂房、龙葵、鹅不食草、半枝莲、马勃。

（8）甲状腺癌：山慈菇、夏枯草、生牡蛎、海蛤粉。

（9）膀胱癌：多用龙葵、蛇莓、半枝莲、土茯苓，少用喜树碱、白英。

（10）乳腺癌：多用山慈菇、公英、夏枯草，少用长春碱、露蜂房、穿山甲。

（11）宫颈癌：多用黄柏、炒苍术、芡实，少用莪术、白英、墓头回。

（三）大法扶正，重在整体

肿瘤的治疗应分清虚实两类，实证者应健脾和胃，祛痰活血；虚证者应调补脾肾，提高机体的免疫机能和抗病能力，预防其再次复发。临床上注重用仙鹤草、生黄芪、生杜仲、桑寄生等药，抗肿瘤选白花蛇舌草，苦寒不伤胃。

中医治疗恶性肿瘤的大法，不外驱邪与扶正两端。祛邪，针对其气滞血瘀、痰浊凝滞、热毒壅结等邪实亢盛的病机，采用破血逐瘀、祛痰导滞、清热解毒及以毒攻毒的治法；扶正，针对其脏腑虚弱、气血亏虚、阴阳不足等正气虚损的征象，采用补益脏腑、益气养血、养阴生津以及滋阴温阳的方药。沈师认为，中医治疗恶性肿瘤，在辨证基础上当以扶助正气为治疗大法。首先开胃纳食，胃气为本，以正气血生化之源；待胃开纳可，从肾论治，以固正气为本；而祛除痰瘀热毒之邪，应以不伤正气为准，最忌苦寒攻破、以毒攻毒。

1. 首先开胃，以正气血生化之源

《素问·平人气象论》曰："胃气为本。"《灵枢·五味》曰："五脏六腑皆禀气于胃。"胃气在生理上讲，代表人体的消化吸收功能，是人体抗病能力的标志。在病理上讲，"有胃气则生，无胃气则死"，所以保护胃气是防病、治病的首要。

治病首先要注意"胃气"，也就要是把开胃纳谷放在首位。开胃，对于恶性肿瘤的治疗意义尤其重大。其一，可以修复放疗、化疗对脾胃运化功能的损伤；其二，可以解除由于患者情绪波动、肝气郁结对脾胃的克伐；其三，促进消化吸收，可以提高患者抗病能力，鼓舞其战胜疾病的信心。故恶性肿瘤的治疗，以开

胃为首法。

（1）芳香开胃法：苔腻、纳呆，属于湿阻中焦，宜芳香开胃，投温胆汤、保和丸化裁。先用温胆汤开胃，后以杞菊地黄汤补肾扶正。

用温胆汤开胃化苔，需知沈师常用的序贯祛痰五步法及一味丹参痰瘀同治、一味生黄芪益气托毒两法。所谓序贯祛痰五步法，第一步是加生苡仁、车前草、白花蛇舌草利尿，全瓜蒌、白菊花、当归等润肠，分利两便，给痰出路。若投之腻苔不退，则以"三竹"换用：便干热盛改用天竺黄，痰多咳促改用竹沥水，这是第二步。不效再加茵陈、泽泻，以增利湿祛痰之力，这是第三步。或本就苔腻，亦可直接加入。再不效，加入散结的海藻、昆布，这是第四步。腻苔依然不退，最后可加软坚的生龙骨、生牡蛎、海蛤壳。见腻苔先退腻祛痰，是临证取效之道。

痰瘀多互结，祛痰不忘化瘀，加一味丹参，痰瘀同治；痰阻气伤，加一味生黄芪，既可益气以祛痰，又可扶正以托毒。

（2）健脾开胃法：苔薄纳呆，为脾不健运，宜健脾开胃，投香砂六君子汤化裁。

（3）养阴开胃法：无苔或少苔纳呆，系胃阴不足，宜养阴开胃，投养胃汤或增液汤化裁。

2. 调肾为主，以复正气

待胃开纳可，苔薄不腻，或其本自苔薄、纳可，可用杞菊地黄汤调补肾中阴阳。沈师认为，补虚之法，"健脾"不如"补肾"。健脾即调补气血，其弊有二：一是性温，热性炎上，过量常服，致口干咽燥，甚则鼻衄躁烦；二者味腻，常有碍胃减纳之弊，过量常服，多致食纳下降，得不偿失。补肾则不同。补肾可调整肾中阴阳、水火，蒸化脾土之运，充养五脏六腑，比健脾更全面，而无补气养血之品炎上和碍胃的弊端。其于恶性肿瘤的治疗，一是补肾固元，恢复正气，可以提高机体免疫力；二是患者精神健旺，生活质量提高，可以增强战胜疾病的信心。

补肾，还要知间治之法。如阴阳间治，需尊景岳之训："善补阳者，必于阴中求阳，则阳得阴助而生化无穷；善补阴者，必于阳中求阴，则阴得阳升而泉源不竭。"也就是在温补肾阳时，稍配滋阴之品，如枸杞子、女贞子、旱莲草、杜仲、桑寄生等。在滋补肾阴时，稍佐温阳之品如蛇床子、淫羊藿、菟丝子、肉苁蓉、巴戟天等。

再如肝肾同源，加当归 10g，白芍 10g 补肝血可以养肾阴；脾肾互根，用生黄芪 15g，党参 10g，仙鹤草 10g 补后天之本亦可充肾精生化之源，则是从气血阴阳互根互生中间接治疗。

指导老师 批阅意见　　肿瘤切忌单纯"清热解毒""活血化瘀"，更不能追求"以毒攻毒"。西医治疗之失败原因：只见癌不见人。免疫功能一垮，病情势要恶化。故治癌的新思路在于"扶正调肾"，提高免疫功能，可取灵芝、西洋参、仙鹤草等品。抗癌药可少佐不伤胃的白花蛇舌草、公英之类。

沈绍功

2003 年 9 月 1 日

十七、肿瘤应综合调理以增效

肿瘤的发生中医认为其病理基础为气滞、血瘀、痰滞，同时影响了患者的脾胃运化功能，故治疗首先应调理脾胃，复苏患者的食欲；恢复期，调整肾阴肾阳，并根据患病部位的不同，选用适当引经药。临证时应增加患者战胜疾病的信心，同时忌口：忌服鱼虾、羊肉、香菜、香椿、茴香等辛辣刺激之物，多食木耳、蘑菇等物。口诀：意艺体食，重于综合。具体介绍如下。

1. 意疗

意疗，即心理疗法、精神治疗。如《辽史·方技传》云："心有蓄热，非药所能及，当以意疗。"《古今医统》曰："以五志诱之，然后药之，取效易。""先定其心志，然后济之以药，是得治三要也。"中医治疗恶性肿瘤，"意疗"可起到关键作用。患者放下包袱，有强烈的求生欲望，保持情绪饱满，心态平衡，对疗效的取得举足轻重。

2. 艺疗

艺疗，也称"游戏疗法"，属于移精变气或转移注意的方法。凡是戏剧、舞蹈、书法、绘画、赋诗、答对、种花、养鱼、垂钓等能陶冶性情，培养情趣，寄托情感的方式，肿瘤患者均可采用。但移情不可过分抑制情感，仅仅是改变其指向性；易性不是取消个性，而是要纠正其消极情绪。故要掌握"去忧莫若乐"这个关键。

3.体疗

"体疗"也就是体育锻炼，或称运动养生。运动养生的要领有三条：首先注意意守、调息和动形的谐调统一。"意守"是精神专注，"调息"是调节呼吸均匀，"动形"是形体运动的平衡。特别是意守，只有意念专注，方可宁神静息，导气舒血，所谓"以意领气，以气动形"。其次不宜过量，要循序渐进。再次是持之以恒，坚持不懈。"体疗"不但是身体的锻炼，更是意志和毅力的磨炼，"三天打鱼，两天晒网"，收不到"体疗"的效应。

4.食疗

沈师治疗恶性肿瘤，十分重视食疗的作用。根据患者体质阳虚、阴虚、气虚、血虚的差异，令其饮食有所偏重、有所禁忌。如补阳，宜食胡桃、海参；补阴，宜食木耳、蘑菇、腐竹；补气，宜食花生、莲肉、山药、饴糖；补血，宜食桑椹、龙眼、杏脯、红枣。所有患者，均宜多食蘑菇、木耳、菜花、包菜、胡萝卜，腥食只进鸡、鸭、猪、牛和海参，而忌食鱼虾海鲜、羊肉、狗肉、香菜、香椿、茴香、韭菜等。

5.针灸

针灸对于恶性肿瘤的治疗有三个辅助作用：增强机体免疫功能和抵抗力；缓解患者症状，特别是止痛和增加食欲；减轻放化疗的毒副反应。临床可以辨证应用。

沈师认为，中医要发展，要与时俱进，就必须要创新。但是，创新不得违背中医辨证论治的基本原则。当前，借助现代技术，中医治疗恶性肿瘤的总体水平大有提高。然而，很大一部分医生，临床轻视辨证，一见肿瘤，无论何证，即滥施以毒攻毒、清热解毒、破血逐瘀之品，根本不顾及辨证论治的基本原则。此等医风不纠正，若要提高中医临床疗效也是空想。由此，沈师治疗恶性肿瘤以证为准、扶正为主的整体、综合治疗方案，其现实意义也在不言中了。

批阅意见	指导老师	肿瘤中医治疗不外采用"清热解毒""活血化瘀""软坚散结"等，唯独疏忽调理脾胃，"胃气为本"，苦寒攻邪均可伤胃，纳谷不佳，后患无穷。

药、食、意三疗并进，促进食欲为先，掌握了中医治疗肿瘤的新思路、新方法，疗效明显，学有所成。

沈绍功

2005 年 12 月 5 日

十八、癌症重在保护胃气

肿瘤的发生中医认为其病理基础为气滞、血瘀、痰凝郁结日久，形成像岩一样坚硬的产物，西医多采用手术切除根治术。后配以放疗、化疗等辅助疗法。患者易出现纳差、血细胞降低。主要是影响了患者的脾胃运化功能，营养来源缺乏。故治疗多应调理脾胃，温胆汤或保和丸加减，再根据患者发病部位选用相应引经药。但都应加白花蛇舌草清热解毒，防癌扩散，仙鹤草、生苡仁益气健脾，淡渗利湿。

脱叟，79 岁，居住北京市清华美院宿舍，2003 年 3 月 28 日初诊（春分）。

[病史] 膀胱癌术后 1 个月。2003 年 2 月，患者因无痛性血尿就诊某医院，经膀胱镜检查，诊断为膀胱乳头状瘤，侵及黏膜下层，当月行局部切除及电灼术。2003 年 3 月 27 日开始噻替哌膀胱内灌注疗法。刻症：小便频数，大便正常，头晕目眩，夜寐不安，胃脘胀满，纳谷不香。

[检查] 舌质红，苔黄腻，脉弦滑。血压 125/85mmHg；尿常规：红细胞 2~4 个 /HP，白细胞 3~6 个 /HP。

[辨证] 患者苔黄腻、胃脘胀、纳谷差，为痰湿阻于中焦之象；尿频、眩晕为清阳不升、浊阴不降所致；尿血为瘀血阻络，血不归经及痰湿下注，损伤膀胱血络之征。其病位在中下二焦，证属痰湿瘀毒，下注膀胱。

[诊断] 尿血，痰湿中阻，瘀毒下注证。膀胱乳头状瘤术后。

[治法] 祛痰化瘀，渗湿解毒。

[处方]《三因极一病证方论》温胆汤化裁。

茵陈 15g (后下)	泽泻 10g	竹茹 10g	枳壳 10g
云苓 10g	陈皮 10g	石菖蒲 10g	郁金 10g
仙鹤草 10g	生苡仁 10g	白花蛇舌草 30g	丹参 30g
车前草 30g	白茅根 10g	瞿麦 10g	

[结果] 上方每日 1 剂，水煎分 2 次服。连服 2 周，小便次数减少，睡眠好

71

转，尿常规：红细胞减为 1~3 个 /HP，白细胞减为 2~4 个 /HP，舌质红，苔薄黄腻，脉弦滑，痰毒减而未除，守法加药，渗湿毒加冬瓜仁；利湿热加萆薢；化暑湿加藿香。加减连续服用 18 个月，其间膀胱化疗灌注 6 次（后患者因身体不适而停止），尿常规检查已无红细胞、白细胞，膀胱镜检查无复发，仍在门诊服药随访中。

[**按语**] 膀胱癌实邪多为痰浊、湿热、瘀毒，当以祛除痰瘀、清利湿毒为治。此案有湿有热，湿热同病。沈师认为，其治疗难点在于：祛湿过燥，则有助热之弊；清热过寒，则郁遏气机，有碍湿化。最宜之剂，温胆汤莫属，取清化之竹茹，透窍之枳壳，截生痰之源的云苓、陈皮，而去温燥滋腻的半夏、生姜、大枣、甘草，再佐开窍理气之菖蒲、郁金，化瘀生新的丹参，痰瘀同治，增强祛痰之功。加清利湿热的瞿麦、萆薢，并以仙鹤草、白茅根止尿血，藿香系暑令特殊用药。全方祛痰、化瘀、渗湿解毒为主，巧伍透窍、清利、和胃之品，控制膀胱癌，未见复发。故治疗本病，选择清热解毒、抗癌药物，要慎之又慎。本案清热利湿解毒，但用一味瞿麦或萆薢，以防其苦寒伤正；用丹参祛瘀生新，防其活血太过，佐以仙鹤草、白茅根或茜草。又以温胆汤为主方，从中焦入手，理气祛痰，舒畅气机，加生苡仁、白花蛇舌草、车前草、冬瓜仁渗利下焦痰湿毒邪，则绝无伤正、留瘀之弊。

指导老师
批阅意见

放化疗的毒性主要有两个，一是抑制骨髓，白细胞降低，而出现虚象；二是影响消化系统出现恶心纳呆。中医治疗癌症重在保护胃气，温胆汤、保和丸振奋食欲至关重要，只要食欲正常，一者保护营养来源，二者减轻患者负担，比一味清热解毒、软坚散结、以毒攻毒要妥。

沈绍功

2004 年 6 月 5 日

十九、茵陈四逆散巧配论治肝癌

肝癌为"癌中之王"，在各种癌症中其转移较迅速、死亡速度较快，患者恐惧心理严重。西医治疗早期采用介入疗法，局部栓塞，防止其扩散，但化疗毒副作用较大，患者胃肠道反应较大，且易出现恶心、呕吐，巩膜及皮肤黄染，也可见药物性肝炎，治疗时多采用茵陈四逆散加减，再加白花蛇舌草、仙鹤草、生苡仁益气扶正，清热解毒。恢复期多选用香砂养胃汤加减，顾护脾胃，增加气血生化之源。

<h2 align="center">病　案</h2>

陆左，56岁，居住浙江省瑞安市，2003年11月28日初诊（小雪）。

[**病史**]患者2003年10月15日因发现右上腹部肿块就诊，某医院CT检查示：肝左叶占位性病变。刻见：肝区疼痛，上腹胀满，纳呆食少，疲倦乏力，不欲活动。

[**检查**]舌质红，苔黄腻，脉沉细。触诊：肝大，肝浊音界下移，肝下界位于右锁骨中线肋缘下2cm，质硬，压痛明显，表面凹凸不平。肝功能：谷丙转氨酶184 U/L，黄疸指数20u。血小板4.5×10^9/L，转肽酶700 U/L。腹部B超示：肝左叶可见3.5cm×3.8cm类圆形肿块，边界欠清，肿块内回声不均。形体消瘦。

[**辨证**]患者右上腹部肿块，肝区疼痛，苔黄腻，为肝郁气结，痰浊凝聚；腹胀纳呆，为脾失健运，升降失常；疲倦乏力，为肝郁痰阻，清阳不升。其病位在肝脾，证属肝脾不调，痰浊聚毒。

[**诊断**]肝积；肝郁痰聚，横逆脾土证。原发性肝癌。

[**治法**]祛痰醒脾，疏肝解郁。

[**处方**]沈师经验方"茵陈四逆散"化裁。

茵陈15g(后下)	柴胡10g	枳壳10g	白芍10g
云苓10g	陈皮10g	木香10g	砂仁10g
仙鹤草10g	丹参30g	生黄芪15g	白花蛇舌草30g
醋鳖甲15g	金钱草30g	川楝子10g	元胡10g

[**结果**]上方每日1剂，水煎分2次服。连服30剂，右上腹部肿块缩小，肝区疼痛、腹胀减轻，纳食增加，仍感疲乏，舌质红，苔黄腻，脉沉细。其证仍为肝郁气滞，痰瘀蕴毒，守法易药，疏肝加香附、鸡血藤；祛痰加生牡蛎、生龙骨、海蛤壳、莱菔子、全瓜蒌；化瘀止痛加丹皮、赤芍、苏木、泽兰；醒脾消食加焦三仙、生内金。加减治疗5个月后复查：CT检查示肝左叶占位性病变减为2.0cm×2.4cm。患者右上腹胀满已除，劳累生气时略有胁痛，食纳增加，二便通调，精神转佳，苔薄黄，舌质红，脉沉细，实去虚显，改用杞菊地黄汤加金钱草、醋鳖甲、生牡蛎、丹参疏肝祛痰，仙鹤草、生苡仁、白花蛇舌草、焦三仙、生内金抗癌和胃，共服300余剂，病情稳定，生活正常。

[**按语**] 本案以肝郁痰聚为核心病机，治疗以疏肝气、祛痰浊为主，方用沈师经验方茵陈四逆散化裁。四逆散方出《伤寒论》，为后世疏肝理气类方剂的祖方。沈师认为，四逆散在《伤寒论》条318，"少阴病，四逆，其人或咳，或悸，或小便不利，或腹中痛，或泄利下重者，四逆散主之"。其病机为水气郁遏，阳气不达四末而见四肢厥逆。四逆散则为疏布阳气、助运水气之剂。水气，即痰湿浊气。方中柴胡为疏肝主药；枳壳理气透窍，利于郁痰之祛；白芍柔肝，以防柴胡之燥而恐痰浊化热；加茵陈，更加强祛痰渗湿之力。再顾及木土之关联，脾土为肝气横逆，加木香、砂仁醒脾，生黄芪、仙鹤草健脾又可以扶正祛邪；而川楝子、元胡止痛还可疏肝，金钱草、醋鳖甲、白花蛇舌草、丹参祛痰而又软坚。总之，在调理肝脾、祛痰解郁的主法下，巧配化瘀软坚、醒脾和胃以及意疗开导、稳定情绪、放下包袱，使号称"癌中之癌"的原发性肝癌竟能存活2年以上。

批阅意见 | 指导老师

肝癌之治宜疏肝利湿为主，茵陈四逆散为经验方。茵陈是主药，茵陈素怕热，应后下取效。四逆散疏肝，再伍以川楝子引入肝经，增加疗效。白花蛇舌草抗癌解毒而不伤胃，仙鹤草扶正抗癌而扶正祛邪，生苡仁化湿抗癌是重要的佐使药。其方配伍明确，符合中医药君臣佐使之理，是治疗肝癌的特殊效方。

沈绍功

2004 年 9 月 3 日

二十、糖尿病务在精当辨证，重视养阴清热

2 型糖尿病又称非胰岛素依赖型糖尿病，也称成年型糖尿病。多发于 40 岁以上，系糖尿病主要多发类型。糖尿病属中医学"消渴"范畴，始载于《黄帝内经》。《素问·奇病论》曰："此肥美之所发也，此人必数食甘美而多肥也，肥者令人内热，甘者令人中满，故其气上溢，转为消渴。"宋代《圣济总录》曰："消渴，引水不缀，多至数斗，饮食过人而不觉饱。"金代张从正《儒门事亲·三消之说当从火断二十七》曰："不减滋味，不戒嗜欲，不节喜怒，病已而复作，能从此三者，消渴亦不足忧矣。"元代朱震亨《丹溪心法·消渴》曰："酒面无节，酷嗜炙煿，脏腑生热，燥热炽盛，津液干焦，渴饮水浆而不能自禁。"明代赵献可《医贯》曰："治消之法，无分上、中、下，当先治肾为急。"清代程国彭《医

学心悟》曰："三消之证，皆燥热结聚也。大法治上消者，宜润其肺，兼清其胃，二冬汤主之；治中消者，宜清其胃，兼滋其肾，生地八物汤主之；治下消者，宜滋其肾，兼补其肺，地黄汤、生脉散主之。夫上消清胃者，使胃火不得伤肺也；中消滋肾者，使相火不能攻胃也；下消清肺者，滋上源以生水也。三消之治，不必专执本经，但滋其化源，则病易瘥矣。"总之，传统中医对糖尿病的病机均责之于"阴虚燥热"，其治大都以"养阴清热"立法。

（一）糖尿病与消渴

消渴分为上消、中消和下消。

上消：肺热—烦渴多饮。

中消：胃热—消谷善饥。

下消：肾热—小便频多。

临证见患者口渴引饮、尿多者均为消渴症，为了与糖尿病患者区别，先应检测血糖、尿糖，不高者，再做糖耐量试验及脑部 CT，排除脑垂体瘤。中医辨证分为四种：口渴大饮，为脾胃大热，方药苍术白虎汤；口渴热饮，为寒湿困脾，药用桂枝汤；口渴冷饮，中焦湿热，药为温胆汤；口渴不饮，胃阴不足，益胃汤。

（二）糖尿病分型及治疗

1.1 型糖尿病

青少年糖尿病患者多为 1 型糖尿病，常见三多一少症。易出现阴虚燥热证，很快出现并发症，发病率低，占 1/4。常用六味地黄丸加增液汤（生地 30g，麦冬 15~30g，玄参 15~30g）。配合治疗以清热药为辅，知母 10g，丹皮 10g，白菊 10g。

治疗此症沈师常配合人参白虎汤，养阴清热。白参、高丽参、生晒参 10~20g（另煎兑服，最好换成西洋参 5~10g 或太子参 30~60g，不能用党参），生石膏 30g，知母 15g，生苡米 15~60~90g（或药汁煎苡仁粥大量饮用），生地 30g，元参 10~30g。

2.2 型糖尿病

2 型糖尿病苔腻，辨证属于痰湿中阻者，选用茵陈四逆散。病程长者，要注意气虚，气主要指脾气，气虚表现：心悸气短、乏力，舌质淡，脉沉细，以补气为主。应用生黄芪 15~30~60g，黄精 10g（补气养阴），炒白术 10g（补气健脾），或用於术 10g（不燥），白菊 10g，仙鹤草 10g。玉锁丹加味：生龙骨 30g，五倍子 10g，云苓 15g，麦冬 15g，水煎服，煎服五倍子最多可用到 30g。也可以将生龙骨、五倍子、云苓、麦冬按照 3∶2∶4∶5 的比例，做成肠溶胶囊，每次 1.5g，日 2 次。此外，要注重脾肾同源，调肾（补肾）为主，用杞菊地黄汤加蛇床子 10g，生杜仲 10g，桑寄生 10g，阴阳双补。中医治疗 2 型糖尿病可以改善临床症状，减轻并发症，血糖好转时可以适当降低胰岛素用量。

同时，要注重气与血的关系，血为气母，加养血药，丹参 30g，当归 10g。辅以清热：不烦者加黄芩，心烦者加生栀子 10g。

3. 糖尿病并发症

（1）围绝经期综合征（自主神经紊乱）

桂枝加龙牡汤：桂枝尖 10g（细桂枝），赤白芍各 10g，生龙骨 30g，生牡蛎 30g，石菖蒲 10g，郁金 10g。

（2）末梢神经炎

当归黄芪五物汤：当归 10g，生黄芪 15g，丹参 30g，地龙 10g，三七粉 3g（冲服），生地 10g，川芎 10g，赤白芍各 10g，苏木 10g，路路通 10g，香附 10g。第 3 煎泡双手双脚。

（3）疖肿（毛囊炎）

黄连解毒汤加活血凉血药，活血清热解毒：生栀子 10g，公英 10g，连翘炭 40g（炒连翘则用 30g），银花炭 10g，板蓝根 30g，丹参 30g，丹皮 10g，赤芍 10g，生苡仁 10g。

（4）足跟疼痛

辨证属于阳虚者，选用鸡血藤 15g，伸筋草 10g，鹿角霜 10g，桂枝 10g，炮姜 10g，土鳖虫 10g，水蛭 10g。属于阴虚者，选用地龙 10g，路路通 10g。注意过敏体质，划痕试验阳性不用虫类药。

4. 糖尿病的饮食调理

糖尿病的饮食调理非常重要，须注意以下四点。

（1）绝对控制主食（荞面、豆）摄入量。体力劳动者每天主食不过 8 两（每餐 2∶3∶3 两）；脑力劳动者每天不过 5 两（每餐 1∶3∶1）。饮食要定时、定量（调整胰岛素功能）。

（2）严格控制含糖量 10% 以上的食品，忌红萝卜、土豆、心里美、粉丝、粉条、白薯、南瓜。

（3）可多吃食物：河鱼、瘦肉、各种蔬菜、豆类、山药。

（4）饭后要活动，缓慢活动，无氧活动。

5. 胰岛素的注意事项

已使用胰岛素的患者，不要轻易停用胰岛素，用中药调肾的阴阳的同时，减晚上胰岛素用量。每周减 4μ 左右，查血糖一次，血糖维持在 6.5mmol/L 左右。然后减中午用量。再减早晨。最后再减长效胰岛素。嘱患者若有心慌、气短、出汗，则补充食物、糖。低血糖后易出现高血糖情况。

2 型糖尿病患者伴有尿中酮体；欲进行拔牙等手术；严重感冒，如败血症；口服降血糖药无效（中西药）时，可以应用胰岛素，一般从普通→长效，小量→大量。若指征消失，降低胰岛素用量或用口服药代替。

批阅意见	指导老师	消渴总因阴虚燥热，病位主要在脾胃，故大法以养阴清热为主。但要重视湿邪为患，分辨寒热，更要注意肾的阴阳失调。临证提高疗效的首务在于精当辨证。

沈绍功

2003 年 5 月 1 日

二十一、痹证抓虚实两纲

风湿性关节炎属中医"痹证"范畴，临床根据不同的症状和舌脉分为风、寒、湿、热、虚五种痹证，患者多见虚实夹杂，临证时首辨虚实，实证治疗时应清热利湿，活血化瘀，方用茵陈四逆汤；虚证时用独活寄生汤加当归补血汤，气行则血行。

"痹"者闭也。因气血不畅而引发筋骨、肌肉、关节处的疼、酸、重、麻、木。涉及颈项痛、腰背痛、肩痛、肘痛、手痛、膝痛、足痛和身痛各部，包括风湿、类风湿及肌肉风湿症。其名及病因首记于《内经》。《素问·痹论》有云："风寒湿三气杂至，合而为痹也。其风气胜者为行痹，寒气胜者为痛痹，湿气胜者为着痹也。"《金匮要略》称为"历节"，主张寒湿者用"乌头丸"，风湿者用"桂枝芍药知母汤"。金代李东垣、元代朱震亨称为"痛风",主张"薄桂味淡者,独此能横行手臂"。《重订严氏济生方》以虚立论,"皆因体虚,腠理空疏,受风寒湿气而成痹也"。

沈师临证时将其分如下 6 类。

1. 行痹（风盛）

症状:关节游走性疼痛,畏风,舌淡苔白,脉浮数。

治法:治疗时祛风药加养血活血药,取其血行风自灭之意。

方药:丹参 30g,当归 10g,地龙 10g（无过敏加）,秦艽 10g,羌活 10g。疼痛甚,加三七粉 3g（冲服）。

2. 痛痹（寒湿）

症状:关节未见红肿,寒重痛甚,形寒肢凉,舌淡苔白,脉沉细。

方药:祛寒药加温通药,如桂枝 10g（尖,细好）,川椒 1g,炮姜 5g。

祛寒,过去用川、草乌,附片 10g;现用:鹿角霜 15g,补骨脂 10g,川断 10g,威灵仙 10g（对胃有刺激,饭后服用）。疼痛甚,加三七粉 3~6g（冲服）。

3. 着痹（以湿为主）

症状:关节酸、胀、沉、麻、板为主,晨起严重,活动后减轻,舌淡苔腻,脉沉细。

方药:方用苡仁汤或茵陈四逆散加减。

茵陈 15g（后下）,柴胡 10g,枳壳 10g,白芍 10g,陈皮 15g（含有肾上腺皮质激素）,生苡仁 10g~60g~100g,地龙 10g,丹参 30g。加疏通药木瓜 10g。

4. 虚痹（肝肾之虚,气血之虚）

症状:腰痛疲劳、关节酸软,劳累后加重,舌淡苔白,脉沉细。

方药:独活寄生汤加当归补血汤加减。

生黄芪 15~30g,当归 10g,生杜仲 10g,桑寄生 10g,川断 10g,鸡血藤 15g,老鹳草 10g。疼痛甚,加桂枝 10g,白芍 10g。

5. 热痹

症状:关节炎的急性期,可见关节红、肿、热、痛。

方药:苍术白虎汤加清热通络药。

豨莶草 30g，青蒿 15g（后下），银柴胡 10g（退虚热）。

6. 瘀痹

治疗时同湿痹加活血化瘀药，加减治疗如下。

（1）疼痛甚：三七粉 3~6g（冲服），血竭粉 3g，蚕砂 15~30g（包煎），鸡血藤 15g（原用徐长卿 10g）。

（2）肿胀明显：生黄芪 15g，仙鹤草 10g，泽兰 10g，桑白皮 10g，路路通 10g（汉防己 10g）。

（3）关节麻木：桃红四物汤加减：桃仁 10g，红花 5g，白芍换赤芍，地龙各 10g，土鳖虫 10g。也可以选用当归五物汤、黄芪桂枝五物汤。黄精可以与山茱萸互换。

（4）血沉快（超过 25mm/h）：路路通 10g，伸筋草 10g，丹皮 10g，泽泻 10g，忍冬藤 30g，知母 15g。

（5）抗 O 增高，达 600 单位时，加连翘 10g，双花 10g，生甘草 10g，板蓝根 30g。

（6）巩固防止复发：宜健脾，香砂六君子汤加减或四君子丸加木瓜丸。

（7）注意加引经药：颈椎加葛根 10g，上肢加桑枝 30g，下肢加川牛膝 15g，腰椎加川断 10g，足跟加伸筋草 10g。

难治者，如强直性脊柱炎、类风湿、骨性关节炎要从肾主骨考虑。可服药酒方如下。

药酒方（风湿灵）：生黄芪 30g，当归 30g，生杜仲 30g，鸡血藤 30g，补骨脂 30g，生苡仁 30g，陈皮 30g，丹参 90g，狗骨（外腿骨为佳，其补肾力大，新鲜半斤，打碎），一料泡 3 斤酒（白酒、黄酒），泡 15 天，每天喝半两至一两，一料泡三遍，喝一冬。

| 批阅意见 | 指导老师 | 痹证之治抓虚实两纲。实者古人有风寒湿之别，重在湿邪，用茵陈四逆散有效。虚者气血肝肾之损，投独活寄生汤。能掌握虚实，治痹必可奏效。 |

沈绍功

2003 年 4 月 5 日

二十二、内伤发热分虚实两类

低热，尤其是不明原因的低热，西医称之为神经性发热；中医根据证候辨证分类；临床分为虚实两类，实证以湿热和肝郁为主，分辨时以舌苔为主，苔腻者为湿热阻滞，气机不畅；肝郁者，舌质紫暗苔薄腻或黄腻；虚证以舌苔薄为主，临证分为气虚证、血虚证、阴虚证和阳虚证；有时可见虚实夹杂，治法上先祛邪，后扶正；实证选用温胆汤加青蒿加减；虚证选用补中益气汤合杞菊地黄汤加减。退虚热属实证首选药：青蒿15g_{（后下）}，连翘10g；虚证者随证加银柴胡10g，地骨皮10g，丹皮10g，仙鹤草15g等；同时加健脾和胃之药；顾护后天之本；肝郁者选用丹栀逍遥散加减。并给邪以出路，故应分利二便。

病　案

宫左，62岁，居住河北省石家庄市，2003年9月22日初诊（秋分）。

[**病史**] 患者有烟酒嗜好史。素性好强，急躁易怒，12年前因家庭纠纷，痛苦异常，此后胃脘隐痛，胁部胀满，食欲不振，时有泛酸，入暮肢肿，餐前半小时及夜晚胃脘隐痛发热，稍进饮食即可缓解。每遇情绪激动、劳累时加重。在某医院钡餐造影显示：十二指肠壶腹部见有0.6cm大小的龛影。服中西药对症治疗，效果不佳。经病友介绍，前来门诊求治。

[**刻诊**] 低热自汗，热势或高或低，劳累后发作或加剧，头晕乏力，气短懒言，食少便溏，经常感冒。

[**检查**] 舌质淡，苔薄白，脉细弱。血压110/80mmHg，体温37.5℃，唇甲不华，发色不泽。

[**辨证**] 脾主升清，胃主受纳，由于脾虚下陷，清阳不能上达，故头晕；脾胃气衰，陷而不升故致发热；本有气虚，劳则耗气，故发热多在劳累后发生或加重。气虚卫表不固，则自汗，易于感冒。脾虚失健，运化失司则食少便溏；唇甲不华，发色不泽，舌质淡，苔薄白，脉沉细，均为中气不足之象。其病位在中焦。证属脾胃虚弱，虚不达表。

[**诊断**] 虚热；中气不足，内陷不达证。神经性发热，十二指肠球部溃疡。

[**治法**] 益气健脾，甘温除热。

[**处方**] 投《脾胃论》补中益气汤出入。

| 生黄芪15g | 党参10g | 黄精10g | 炒白术10g |

| 防风 10g | 当归 10g | 升麻 5g | 银柴胡 10g |
| 地骨皮 10g | 仙鹤草 10g | 陈皮 10g | 白菊花 10g |

［**结果**］上方每日 1 剂，水煎分 2 次服，连服 14 剂。二诊体温下降，为 37.1℃左右，神疲气短、倦怠懒言、自汗减轻，脾气渐复，惟运化欠佳，纳少便溏依存，前方加木香、煨葛根、生内金加强健脾和胃之力，再服 14 剂。三诊低热已除，大便成形，精神好转。因久病及肾，健脾不忘补肾，益火以生土，故前方加温润的川断、生杜仲、桑寄生、蛇床子、淫羊藿调补肾之阴阳。嘱患者带药 14 剂，改为每日下午服 1 煎。四诊时患者正气已复，低热未发，体温 36.6℃，症状消失，嘱停服汤剂，改为上午服补中益气丸 3g，下午服杞菊地黄胶囊 5 粒；丸药缓图，坚持服药半年，低热未再出现，精神一直较佳。钡餐复查：龛影消失。

［**按语**］《素问·至真要大论》曰："劳者温之……损者益之。"《医学入门·发热》："内伤劳役发热，脉虚而弱，倦怠无力，不恶寒，乃胃中真阳下陷，内生热，宜补中益气汤。"李东垣说："内伤脾胃，乃伤其气。"脾胃元气虚馁，中气不足，虚火内生为本案的主要病机。①生黄芪、党参、白术益气健脾，黄精、仙鹤草气阴双补，增强补气之力；佐以银柴胡、地骨皮清退虚热；②升麻、白菊既能升举阳气，又能透泄邪热；③久病要顾护脾胃，用炒白术、焦三仙、生内金健脾和胃，用木香、陈皮理气和胃，使诸药补而不滞；④当归养血活血，血为气母，增强补气之力，并使银柴胡疏肝而不损及肝血；⑤玉屏风散：生黄芪、防风、白术补气健脾固表，专为气虚自汗所设；⑥用生杜仲、桑寄生、蛇床子、淫羊藿益火补土，调补阴阳。气虚发热者，投甘温补气举陷之剂而除之。

批阅意见｜指导老师

低热据舌象与辨证虚实依证立法：苔薄为虚，采用"甘温除大热"的补中益气汤和滋肾涵木的杞菊地黄汤；苔腻属实，采用清热祛痰的温胆汤。然后加入退热的青蒿、连翘。虚证注意健脾，顾护后天之本；实者注意分利两便，给邪出路。这套临证新思路治疗西医难愈的"神经性发热"疗效确切。

　　在跟师临证中，悉心继承，用心整理，方能掌握要求，总结规律，这是跟师继承的成功之道，望坚持不懈，学以致用。

沈绍功

2004 年 12 月 31 日

二十三、皮肤病侧重调节肺脾二脏

皮肤病的论治原则：先辨虚实，后辨寒热，随证加减，结合药理。治疗皮肤病时要注重整体观念，因人、因时、因地制宜，查找发病的原因，因肺主皮毛，脾主肌肉四肢，治疗皮肤病时应侧重调节肺脾二脏。

1. 实证

①皮肤瘙痒者，应加活血化瘀药及三子汤：地肤子10g，蛇床子10g，炒葶苈子10g；

②肺主皮毛，肺与大肠相表里，加制军10g，桂枝10g，蝉蜕5~6g通腑泻肺，增加排泄途径，好转时蝉蜕可用至10g。

③活血化瘀，可用桃红四物汤，痰瘀相关加全瓜蒌30g，莱菔子10g祛痰化瘀。

2. 虚证

①着重调节肾之阴阳，方选杞菊地黄汤加减。再加补阳药，阳中求阴。蛇床子10g，补骨脂10g，肉苁蓉10g。

②重视健脾和胃，方选补中益气汤加银花炭10g（金银花30g，炒炭为10g）。湿疹皮痒，伴有白带多，多为湿热，加炒苍耳子（量少，有小毒）、蛇床子、地肤子。此外，夏枯草、公英、野菊可消霉菌，生牡蛎、全瓜蒌、桑白皮治痰，半补半泻用之。

（一）辨治四要

1. 调理脾胃

《素问·平人气象论》曰："胃气为本"，脾胃运化至关重要，脾失健运，不仅影响消化吸收，而且多致水湿停滞。因此要健运脾胃，利湿消肿，截断生痰之源，且使营血生化有源。调理脾胃要从五方面入手：祛痰，投莱菔子、竹茹、云苓；开胃，用焦三仙、鸡内金；利湿，重用茵陈，一般用15g，宜后下；醒脾，入木香、枳壳、陈皮、砂仁；因痰湿食阻最易蕴热，加入清热之品，如连翘、公英、黄芩、栀子。

2. 给邪出路

皮肤病要利湿祛痰，更主要的是要给邪以出路。通过宣肺从肌表出，如用枇杷叶、桑白皮、桔梗宣肺疏风清热，透邪外出；通过淡渗从溲溺而出，尿中排邪最为安全，而且排出量大，可用车前草、泽泻、竹叶、生苡仁，使湿热之毒从小便而解；通过缓泻从腑行出，如用制大黄、全瓜蒌、草决明、菊花合当归，但忌峻下，以防伤正，特别是伤脾胃之正气；通过凉血从营血出，如用丹参、丹皮、赤芍活血凉血，使瘀毒从营血得解。

3. 重视反佐

祛邪之品，常有偏性，反佐者可缓其烈性，防止偏差。如用热药时反佐以寒性药，选加公英、连翘、栀子、白花蛇舌草、苦参、野菊花、败酱草、黄柏；反过来用寒药时，反佐以热药，选加肉桂、乌药、淫羊藿、高良姜、干姜、川椒。

4. 中病即止

祛邪药量大，久服常易伤正，故应中病即止，以防伤正，掌握三个原则：一是投药时避免攻伐太过之品，如法半夏、苍术之燥性，附片、肉桂之热性，龙胆草、白头翁之寒性，虫类药之毒性；二是清热解毒的土茯苓、苦参、板蓝根、败酱草；凉血消斑，消痈散结的紫草、红藤、三棱、莪术，这些药物虽然有利于丘疹消退，溃疡面收敛，但清热解毒之品苦寒易伤胃，凉血化瘀之品易伤正气，应取效即止，不能久用长服；三是以和胃收功善后，如餐后服保和丸3g。

（二）治法五条

1. 疏风清热

由于肺主皮毛，故皮肤病大多与肺经有关。如果肺经有热，复感外风，郁而化热，热伤血络，熏蒸肌肤而引发皮肤病，应疏风清热，凉血解毒，并且由于肺与大肠相表里，应配当归合菊花、制军、全瓜蒌清肠通腑以利于肺热的清除。

2. 祛痰利湿

寻常性痤疮多与青春期雄性激素分泌增多、皮脂腺发育旺盛等有关；或者患者过食辛辣肥厚，使肠胃积热，内不得疏泄，外不得透达，郁于皮毛腠理而发。对于这类皮肤病，宜投沈氏经验方茵陈温胆汤加减，祛痰利湿，健运脾胃，通腑解毒。根据中医理论，痰瘀互根，常常互结，故加桃仁、红花、丹参、川芎、赤芍活血散瘀，痰瘀同治，使丘疹、硬结得化。

3. 疏肝解郁

由于皮肤病患者心情抑郁，精神压力较大，多见肝郁气滞，郁而化火，肝火夹痰浊上蒸，灼伤血络，溢于肌肤而生痤疮；或者肝郁气滞，气机不畅，血脉瘀滞，精气不能上荣于面而致。况且常因情绪激动而诱发，因此，要审证求因，疏肝解郁，调整情绪，这样才能使病情稳定，瘀滞得消。

4. 补气养血

由于气血不足，复感风邪，郁于皮肤腠理之间，正邪交争而发病，用当归补血汤加味，滋阴养血，疏风止痒。主要用生黄芪、当归、生地、白芍益气养阴，柔肝养血。另外，生黄芪还能托毒外出，增强抗病祛邪能力，提高机体的免疫功能。

5. 滋补肝肾

由于肝肾不足，阴虚火旺，肾水不能上润肌肤；久病伤阴耗血。这类皮肤病不仅要治标，更要固本，用杞菊地黄汤类，滋阴养血，再酌加利湿止痒，和血息风之品，标本兼治，方可奏效。

（三）对症加减

1. 解郁

因皮肤病心情抑郁，精神压力较大，易致肝气郁结，郁而化火，故应加入疏肝解郁的柴胡、郁金、香附等。

2. 止痒

皮肤病最易瘙痒，用白鲜皮、地肤子、蛇床子、炒苍耳子祛风止痒，除湿解毒，因苍耳子有毒，而易用炒葶苈子。这是沈师总结治疗一切皮肤瘙痒的特效药对。赤芍、丹参、当归、川芎活血行血，疏风止痒，取"治风先治血，血行风自灭"之意。

3. 活血

皮肤病利湿祛痰时，要加丹参、牡丹皮、川芎、赤芍活血散瘀，痰瘀同治。

4. 补气

用生黄芪、仙鹤草既可补气，又可托毒外出，增强抗病祛邪之力。

（四）注重调理

患病期间要保持心情舒畅，避免烦躁、忧愁等，以免肝郁气滞化火而加重病情。饮食清淡，忌食辛辣肥甘厚味和鱼虾海鲜等发物；多食水果蔬菜，注意调节胃肠功能，保持大便通畅。皮损局部保持干燥、清洁，忌用热水烫洗患处和刺激性强的软膏涂敷，以防皮损范围扩大，损伤肌肤。病变部位应避免搔抓，以免感染。内衣宜柔软宽松，可减少摩擦，不宜穿毛织品。注意气温变化，自我调摄寒温，加强体育锻炼，增强抗病能力。

指导老师 批阅意见	皮肤病治则除遵循"辨证论治"原则外，还应注意"肺主皮毛"，重以宣肺清肺；"肺与大肠相表里"重以通腑润肠；"脾胃与大肠相上下，通阳明"重以健脾和胃。 应用蝉蜕，因虫类药虽有止痒奇效，但应注意"异性蛋白过敏"，对过敏体质或划痕试验阳性者免用，用者亦应从小量 3~5g 开始。 沈绍功 2006 年 2 月 28 日

二十四、妇女病注重调肾阴阳

妇女病的治疗注重调整阴阳（肾中之物）平衡，遵循张景岳的学说思想："阳中求阴，阴中求阳，阴阳互生互长"，月经间期疏肝理气，调活气血；月经期补肾益气，活血化瘀，月经量多者，用益气止血之品，防失血过多而致虚脱、虚劳。

肾主藏精，为生命之本，元气之根，主宰人体生长发育和生殖，而胞络系于肾，故肾的功能失调可直接影响精血，导致天癸、冲任功能失调，而发生经、带、胎、产诸疾。肾阴包括肾精血与肾水。肾精血不足者，可致月经后期、月经过少、月经稀发、闭经、绝经前后诸证、子烦、胎萎不长、不孕等。肾水不足者，则虚火妄动，引发月经先期、崩中漏下、经行吐衄、经行发热等。若肾阳不足，即命门火衰，则气化失常，上不能温煦脾阳，下不能温养胞宫（胞脉胞络），可出现经行泄泻、经行浮肿、妊娠肿胀、子满、胎萎不长、带下病、宫寒不孕等。由于阳损及阴，阴损及阳，久之阴阳互损。由此可见，肾的阴阳失调是妇科病根本所在，调理肾中阴阳是治疗妇女病的重要治则。通过调肾，使阳得阴生，阴得阳化，阴阳平衡，以维系女性的正常生理活动。

基于上述中医理论，沈师对于以五心烦热，腰膝酸软，舌净质红，脉象细数为主症的肾阴虚者，治以"壮水之主，以制阳光"，以杞菊地黄丸、左归饮为主方，生地为主药；对于以形寒腰酸，舌质淡胖，脉象沉细为主症的肾阳虚者，治以"益火之原，以消阴翳"，以肾气丸、右归饮为主方，蛇床子、黄精、补骨脂为主药。根据肾为水火之脏的特点，还注意"孤阴不生，独阳不长"的阴阳互根理论，遵循张介宾的观点："善补阴者，必于阳中求阴"，佐加补骨脂、淫羊藿、菟丝子等；"善补阳者，必于阴中求阳"，佐加枸杞子、女贞子、杜仲等。

1. 滋阴巧配

（1）阴虚者每多虚火上炎，如过用苦寒泻火之品，常常虚火不清，阴虚更甚，应以壮水之品为主，少佐清降。如肾阴不足，肾水不能济上，心火偏亢所致经行口糜、经行失眠、妊娠心烦、绝经前后诸证等，可选加知母、枣仁、远志、少量黄连、莲子心、肉桂；如阴不敛阳，阳失潜藏，阴虚阳亢征，可选加生牡蛎、生龟甲、生鳖甲；肝阳上亢所致绝经前后诸证、眩晕耳鸣，可选加菊花、草决明、珍珠母；肾水不足，肺失濡润所致的经行吐衄、妊娠咳嗽、妊娠失音等，选加紫菀、贝母、芦根、藕节等。

（2）滋阴药每多碍胃，应佐开胃的陈皮、木香、砂仁之类，补而不滞。

（3）肝肾同司下焦，肝藏血，肾藏精，精血相生，肝肾同源。肝肾又为冲任之本，肝肾同病，可影响冲任，冲任损伤，亦可涉及肝肾。因此滋肾养阴之品中，选加养肝之品，如枸杞子、女贞子、何首乌、白芍、当归等。

2. 慎用温阳

温阳药力大，作用快，但副作用也大，务必对证使用。为防其伤津动血，用久煎法（先煎半小时）或反佐以黄柏、知母、蒲公英之类。如有伤阴之虑，改温燥的桂附，代之温润的蛇床子、补骨脂、巴戟肉、肉苁蓉、淫羊藿等。

批阅意见 指导老师　妇女病分阶段论治：经期调肾阴阳，经后疏肝理气，行之有效。
通过临床病例的积累和验证，再结合有关的理论，复习古训，这种学习方法，针对性强，理论联系实践，掌握牢固，提高较快。

沈绍功

2003 年 11 月 2 日

二十五、调肝贯彻妇女病始终

月经病要注重调理气血，补益肝肾，经前要调气，包括理气、破气、补气；经期要补肝肾，临证时分清寒热。寒证时要调补肾阳，寓阴中求阳；热证时要滋补肝肾之阴，寓阳中求阴，则阴阳互根互生，阴阳平衡，再加调整内分泌的药物如菟丝子、蛇床子、泽兰。

沈师认为女子以肝为本，妇人病的治疗，调肝须贯彻始终。"女子以肝为先天"语出叶天士《临证指南医案·淋带门》："女科病，多倍于男子，而胎产调经为主……女子以肝为先天也。"此段话对女子的生理病理特点进行了高度的概括。从生理特点来看，正如《灵枢·本神》所云"肝藏血"，肝为藏血之脏，司血海，具有贮藏血液和调节血流、血量的作用，肝血充盈，藏血功能正常，其血方可下注血海，使冲脉盛满，血海充盈。而女性的生理特征有经、带、胎、产之变，均与"血"密不可分。从女子病理特点来看，女子多伤于情志。《灵枢·五音五味》云："妇人之生，有余于气，不足于血，以其数脱血也。"所谓有余于气，主要是指女子最易为情志所伤，而致气机郁滞。唐代孙思邈在《备急千金要方》中云："女子嗜欲多于丈夫，感情倍于男子，加之慈爱恋憎，嫉妒忧恚，染着坚牢，情不自抑。"是对"有余于气"的诠释，指出了女子多伤于情志的生理特点。在《续名医类案》中的记载，女子情志病发病率高于男子一倍，而情志抑郁最易伤肝，肝气一郁，诸证蜂起。因此诊治女子疾病要以肝为根本，以肝为重点，重视调肝法。

调肝治郁之始见于《素问·六元正纪大论》，创"木郁达之"说。完整于朱震亨，有"六郁"之论，组建名方"越鞠丸"，以香附解气郁，川芎解血郁，苍术解痰郁、湿郁，栀子解热郁，神曲解食郁。

沈师调肝解郁还有如下四条提高疗效之策。

1. 主抓气郁

虽然有气、血、痰、湿、热、食六郁之别，然只有气滞方有其余五郁之生，故郁证以气滞为主，以肝为本，治重疏肝理气，所谓"木郁达之"，尤以柴胡为治郁主药。具体的"木郁达之"取六则，如下。

（1）疏肝：用于肝郁气滞，以柴胡、香附、枳壳、木香、郁金为主药。

（2）平肝：用于肝阳上亢，以川芎、天麻、钩藤、草决明、珍珠母为主药。

（3）柔肝：用于肝虚血滞，以当归、白芍、制何首乌、黄精为主药。

（4）清肝：用于肝经湿热，以丹皮、栀子、黄芩、夏枯草、川楝子为主药。

（5）泻肝：用于肝胆火热，以龙胆草、大黄、黄柏、青黛为主药。

（6）温肝：用于肝经寒滞，以乌药、小茴香、沉香、吴茱萸、肉桂为主药。

2. 分辨虚实

气滞见胀，投以疏肝理气这是常法，但还应分辨虚实，掌握变法。辨虚之关键在于舌象，如苔腻、舌紫属气滞为实，以逍遥散为主方，应有二佐：一佐活血之品，如丹参、苏木、红花、川芎、牛膝、郁金；二佐和胃之品，如温胆汤。苔薄、质淡，属气损为虚，以香砂六君为主方。亦应佐益火生土之品，如菟丝子、补骨脂、鹿角霜、淫羊藿、肉苁蓉，此乃"塞因塞用"，不少虚胀取此法奏效。

3. 初实久虚

郁证初起以实证为主，表现气滞证，但日久常能致虚。一为伤神，"悲哀愁忧则心动"，主要伤心血，心失所养，神失所舍而心神不宁，宜佐养心宁神药，主药炒枣仁、柏子仁、云苓、当归、夜交藤；二为伤脾，木郁克土，既伤心血，又损脾气，以致气血两亏而悸怯纳差，宜佐健脾养心药，主药山药、菖蒲、琥珀、百合；三为伤阴，木郁水亏，既伤肾阴又动虚火，宜佐壮水制火药，主药知母、龟甲、牡蛎、杜仲、牛膝、女贞子、枸杞子、菊花。以上虽见虚象，但仍以木郁为主，故理虚之方中不可不加解郁之品，但理气药多香燥易伤正，应投和平之品如木香、香附、菖蒲、郁金、陈皮、佛手等。

4. 注意诸郁的互相联系

气郁可致痰凝，加祛痰的法半夏、生姜、竹茹、瓜蒌、贝母、胆南星。气郁可致血瘀，加活血的归尾、川芎、丹参、苏木、红花。气郁可致火炎，加清肝的龙胆草、丹皮、栀子、黄芩。气郁可致湿阻，加化湿的二陈、木香、车前草、藿香、苏梗。气郁可致食停，加消导的焦三仙、莱菔子、鸡内金。气郁可伤心神，加宁神的炒枣仁、柏子仁、琥珀、云苓、夜交藤。气郁可伤脾运，加健脾的参类、白术、山药、云苓。气郁可伤肾阴，加滋阴的生地、山药、泽泻、知母、杜仲、女贞子、枸杞子、菊花。脏腑上，注意木郁克土，一是影响胃纳，造成肝滞胃逆，治以舒肝和胃法，投左金丸；二是影响脾运，造成肝脾不调，肝郁脾湿者用抑木扶土的逍遥散，肝郁脾虚的用扶土抑木的香砂六君。注意木火刑金造成肺阴不足，治以清肝润肺，用黛蛤散、丹栀逍遥散、百合固金汤。注意肝胆湿热造成中下焦湿阻，治以泻肝利湿，用龙胆泻肝汤。

　　妇科疾病以气血和肝肾为主，经前调气，经期调肾，使多种妇科病提高疗效。本月累积不少子宫肌瘤、卵巢囊肿、闭经、痛经、不孕等验案，应当深入分析总结治疗规律，加深调气调胃的治则研究。

沈绍功

2003 年 8 月 1 日

二十六、痛经辨治不外虚实两类

痛经的发生临床分为虚实两类，故有不通则痛，不荣则痛，临证时询问患者腹痛的发生时间，经前腹痛为肝郁气滞，经期为肾气不足，经后为气血亏虚所致。

（1）肝郁气滞者，方选柴胡疏肝散。选药：柴胡、枳壳、云茯苓、陈皮、川楝子、元胡、香附、鸡血藤。

（2）肾气不足者，方选沈师"调肾阴阳方"。选药：枸杞子、野菊、生地、黄精、生杜仲、桑寄生、川断。

（3）气血两虚者，方选当归补血汤。选药：生黄芪、当归、党参、白术、阿胶珠、白芍；少腹疼痛者，加伸筋草、鸡血藤、路路通。

（4）青春发育期痛经，小腹凉，热水外敷缓解者为宫寒，方选桂枝龙牡汤加减。选药：桂枝 10g，白芍 15g，炮姜 10g，鹿角霜 15g，川楝子 10g，元胡 10g，鸡血藤 10g，香附 10g，乌药 10g，仙鹤草 10g，菟丝子 10g，川断 10g。

（5）痛经不发凉，发热，热敷后痛甚，属血热，犀角地黄汤加减。选药：生地 10g，赤芍 10g，丹皮 10g，生栀子 10g，丹参 30g，苏木 10g，炒橘核 15g，薄荷炭 10g，藕节炭 10g，琥珀粉 3g（冲服），三七粉 3g（冲服），僵蚕 15g（包煎）。

其中，经量多，加仙鹤草、生牡蛎；经量少，加苏木、丹参。腹凉者加木香、艾叶、乌药。腰痛者，加老鹳草、川牛膝。内分泌失调者，加菟丝子、蛇床子、泽兰。

89

病　案

李右，33岁，居住北京市东城区，2001年7月27日初诊（大暑）。

[**病史**] 经行腹痛2年，西医诊断为子宫内膜异位症。多方求治无效，前来就诊。患者经行第一天小腹疼痛，喜按，得热则舒，经量少，色暗淡。平素怕冷，纳谷不香，腰酸腿软，大便溏薄。

[**检查**] 舌质暗，苔薄白，脉弦迟。

[**辨证**] 本案经行腹痛为阳虚内寒，血失温煦，运行无力，滞于胞中；得热痛减、喜按、量少色暗亦为寒凝胞宫之象；肾阳不足，腰失所养，腰酸腿软；脾阳不足而纳谷不香、大便溏薄；舌暗，脉弦迟为寒凝之征。其病位在胞宫，证属阳虚内寒，寒凝气滞。

[**诊断**] 痛经；脾肾阳虚，寒凝胞宫证。子宫内膜异位症。

[**治法**] 温经散寒，暖宫止痛。

[**处方**] 以《金匮要略》温经汤化裁。

桂枝 10g	鹿角霜 15g	生地 10g	黄精 10g
生杜仲 10g	桑寄生 10g	蛇床子 10g	菟丝子 10g
当归 10g	白芍 10g	丹参 30g	泽兰 30g
川断 15g	香附 10g	川楝子 10g	元胡 10g
木香 10g	乌药 10g	焦三仙 30g	高良姜 10g

[**结果**] 上方每日1剂，水煎分2次服。连服用2个月经周期，经行疼痛减轻，腰酸腿软明显减轻，继续加减服用3个月经周期，经行腹痛消失，经期仅感少腹微胀。

[**按语**] 子宫内膜异位症是目前常见妇科疾病之一，中医无"子宫内膜异位症"的病名记载，本案以经行腹痛为其主要临床表现，故将其归属于"痛经"范畴。脾肾阳虚，寒从内生，血遇寒而凝，不通则痛，故以鹿角霜、桂枝温通肾阳，通利血脉，增加经量，而且止痛；高良姜温脾阳而止泻；生地、黄精滋补肾阴，取"阴中求阳"之意；生杜仲、桑寄生调整肾中阴阳；蛇床子、菟丝子调整内分泌紊乱；女子以肝为本，肝为藏血之脏，司血海，具有贮藏血液和调节血流、血量的作用；患者腹凉而经量少，以当归、白芍养血柔肝；用泽兰、丹参通经而不破血；"气行则血行""通则不痛"，以乌药、木香、香附、川楝子、元胡行气止痛；川断为治疗腰痛专药。诸药合奏，健脾温肾，温经散寒，药证对应，疼痛消除。

批阅意见　指导老师

妇科病分清虚实，用经前、经期和经后三个阶段辨证。经前调气、经期调血、经后调肾，对各种妇科病均能确保疗效。

该生善于在跟师临证中，归纳提炼，掌握要点，并在独立门诊中应用发挥，所以能取得实效，提高较快。

痛经当以痛经或腹坠为主症，实证跟肝气郁滞相关，临证时应加入疏肝解郁的柴胡、川楝子、玄胡、香附等。

沈绍功

2004 年 10 月 31 日

二十七、带下病取效先分辨虚实

带下病为妇科常见病，中医诊治颇有优势。沈师认为止带先辨虚实。实证多与湿热下注关系密切，涉及的脏腑主要有脾、肾与膀胱。一则在脾，失健而困；脾虚下陷，冲任不固。二则膀胱，不渗而留。三则肾阳不足，固涩失职。故治疗时调整失衡脏腑，如肝要柔、肾要降、宫要暖。

（1）白带异味，外阴瘙痒，小便不畅，苔薄黄腻，脉沉细。药用：炒苍术10g，黄柏10g，生苡仁10g，川牛膝15g，车前子30g，土茯苓15g，野菊15g，草薢15g，蝉蜕5g，肉桂3g。

（2）白带无味，药用：生地黄10g，炒白芍10g，凌霄花5g，扁豆衣5g，海螵蛸15g，高良姜10g。

（3）久带宜涩，选用乌贼骨、煅龙牡、补骨脂、芡实、金樱子、莲肉、银杏。另外，祛风者用炒苍耳子，散寒者用蛇床子，化湿者用地肤子。

病　案

黄右，28 岁，居住北京市大红门，2004 年 7 月 9 日初诊（小暑）。

[病史]患者于 8 年前因卵巢囊肿，进行左侧卵巢切除，于 1 个月前妇科检查又发现右侧卵巢有一囊肿。由于迄今尚未生育，不想再进行手术，故经病友介绍前来就诊。刻诉：白带量多，色黄而臭，经期紊乱，经量时多时少，经行小腹疼痛，食纳不香，大便干燥。

[检查]舌质紫暗，边有瘀斑，苔厚黄腻，脉象滑数。右侧卵巢 6.8cm×3.6 cm×3.4 cm，内有 3.8cm×2.4cm 囊肿一个。

［**辨证**］痰浊阻碍中焦运化，故食纳不香，舌苔厚腻；湿热困于胞脉则白带量多；舌质暗红，边有瘀斑，为血瘀之象；因痰、湿、瘀血积于胞脉，经脉不畅，故而经期紊乱，经量时多时少，小腹疼痛；痰、湿、瘀凝聚而化热，故白带色黄而臭；热邪煎熬下焦津液，故而大便干燥。其病位在胞脉，证属痰热瘀阻，湿聚胞脉。

［**诊断**］癥瘕，带下病；痰蕴血瘀，湿热下注证。卵巢囊肿。

［**治法**］祛痰化瘀，清利湿热。

［**处方**］《三因极一病证方论》温胆汤合《成方便读》四妙丸加减。

竹茹10g	枳壳10g	云苓10g	陈皮10g
石菖蒲10g	郁金10g	川楝子10g	元胡10g
鸡血藤10g	伸筋草10g	山慈菇10g	丹参30g
炒苍术10g	生薏仁15g	黄柏10g	莱菔子10g
焦三仙30g			

二诊：上方每日1剂，水煎分2次服。药服7剂，小腹疼痛减轻，食纳增加，白带减少，大便干燥略有缓解，上方加川牛膝、草决明、车前草、泽泻，增加清利湿热、通便之力，使邪从二便排除。

加减服用30剂。三诊：药后白带明显减少，大便通畅，舌苔由黄厚腻转为薄白，舌质暗红，脉象沉细。患者诉月经来潮，经量偏少，经前小腹疼痛，口干不欲饮，此为痰湿已祛而阴虚之象渐显，瘀血尚存。

［**处方**］改方为《医级》杞菊地黄汤合《金匮要略》桂枝茯苓丸加减。

枸杞子10g	野菊10g	生地10g	当归10g
桂枝10g	茯苓10g	石菖蒲10g	郁金10g
生杜仲10g	桑寄生10g	川楝子10g	元胡10g
蛇床子10g	菟丝子10g	泽兰10g	鸡血藤10g
伸筋草10g	山慈菇10g		

上方每日1剂，水煎分2次服。服杞菊地黄胶囊，每日3次，每次5粒。药用30剂。

四诊：药后月经按期而至，经量增多，小腹疼痛减轻。B超检查右卵巢缩小为5.4cm×3.2cm×2.1cm，囊肿缩小为2.6cm×1.8cm。上方加行气活血之仙鹤草、丹参、香附继续服用40剂。

五诊：药后经期、经量、经色基本恢复正常，舌质由暗红转为红色，瘀斑已无，略感腰酸疲劳，上方去活血化瘀的桂枝、茯苓、泽兰、丹参，加补肾止腰痛的川断、老鹳草，续服 20 剂，B 超检查囊肿消失，无明显不适。嘱服杞菊地黄胶囊巩固。

[**按语**] 卵巢囊肿为妇科常见疾病，也是难治疾病之一。从本患者的症状来看，证属痰瘀互结。诚如武之望《济阴纲目》云；"盖痞气之中未尝无饮，而血证、食证之内未尝无痰。则痰、食、血又未有不先因气病而后形病也。故消积之中，尝兼行气、消痰、消瘀之药为是。"沈师治疗本案以祛痰之温胆汤为基本方。患者尚有带下量多、色黄有味等湿热下注之证，故加用四妙丸清利下焦湿热，并佐以化瘀之品。张景岳云："壮盛之人无积，虚人则有积"，痰瘀之实邪祛除之后，本虚之象渐显。此时，不执于祛邪，而果断改方，养阴扶正同时结合化瘀。沈师认为，良性囊肿因内分泌紊乱，应以调肾为主，以杞菊地黄丸为主方，并要阳中求阴，加入生杜仲、桑寄生、蛇床子；同时良性囊肿又与情绪有关，故加石菖蒲、郁金调整大脑皮层；山慈菇专消囊肿。此外，鸡血藤、伸筋草为卵巢及附件疾病中常用的有效药对。鸡血藤补血活血、通络止痛，伸筋草除湿消肿、舒筋活血，二药合用活血通络，对于卵巢及附件疾病，尤其是小腹两侧如吊带样疼痛者具有良好疗效。因辨证确当，故保留了患者右侧卵巢，有利于患者受孕。

批阅意见｜指导老师　带下取效应分辨虚实，虚者健脾为主，实者清利为要。苍耳子、蛇床子、地肤子三味为止带要药，无论虚实均宜伍入，以便提高疗效。但是苍耳子应以葶苈子宣肺祛风代之。

沈绍功

2006 年 2 月 1 日

二十八、妇科良性肿瘤不外气滞、血瘀、痰凝

乳腺增生、子宫肌瘤、卵巢囊肿均为良性肿瘤，中医认为其病因为气滞、血瘀、痰凝。患者多由于情绪不舒，气机阻滞，血脉瘀阻所致。在治疗时应调畅气机，疏通血脉，加以软坚散结之品，多用柴胡疏肝散加减，散结之物为山慈菇、生牡蛎、浙贝、海藻、三七粉等品，而慎用三棱、莪术、红花，恐其耗气伤血，出现气短、腹痛之症。月经期及虚证显见时，多调补阴阳，提高机体免疫机能。同时再加软坚散结之品。月经后期多调补气血。

病　案

金右，31 岁，居住北京市丰台区，2003 年 6 月 13 日初诊（芒种）。

[病史] 患者双侧乳房胀痛 2 年，经前尤甚。腰酸怕冷，疲乏无力，带下清稀，末次月经 6 月 1 日，量少色淡，时下已净。

[检查] 舌质淡，苔薄白，双尺脉弱。触诊双侧乳房内各有核桃大小肿块 1 个，质韧不硬，推之能移，压之作痛。

[辨证] 肾中阴阳两虚，冲任失调，乳络失养而致乳房胀痛。阴阳两虚而腰酸怕冷，带下清稀；气血不足而疲乏无力，月经量少色淡。舌脉亦为阴阳两虚之象。其病位在肝、肾，证属阳虚及阴，气血不和。

[诊断] 乳癖；阴阳两虚，冲任失调证。乳腺增生病。

[治法] 平衡阴阳，调理冲任。

[处方] 拟以《医级》杞菊地黄汤加减。

枸杞子 10g	野菊 10g	生地 10g	当归 10g
蛇床子 10g	泽兰 10g	川断 10g	炒橘核 15g
蒲公英 10g	夏枯草 10g	生牡蛎 30g	丹参 30g
川楝子 10g	元胡 10g	鸡血藤 10g	香附 10g

[结果] 上方每日 1 剂，水煎分 2 次服用。连用 7 剂，左侧乳房胀痛减轻，精力增强。上方加川芎活血祛瘀，加生杜仲、桑寄生、菟丝子增加调肾阴阳的药力，加治疗肾虚腰痛之有效药对：鸡血藤、老鹳草。续服 40 剂，乳房 B 超检查肿块消失，无不适主诉。

[按语] 乳腺增生病为中青年妇女的多发病，中医多责之于肝气不舒，气滞血瘀，并以疏肝化瘀，散结止痛治疗。本案患者无胸胁胀满、心烦易怒等肝郁气滞之象，而见神疲乏力、腰酸腿软等症，此为肾中阴阳两虚，水不涵木之证。故在治疗上不能以疏肝理气为主，而以调理肾之阴阳，辅以理气活血、散结止痛。此类患者在临床并非少见。每遇此类型患者，沈师多以杞菊地黄汤加减而调整人体之阴阳，调理冲任，本案为较典型验案。方中特点：①以枸杞子、野菊花、生地，滋养肝肾之阴，蛇床子温阳而不燥，共奏调理阴阳之效；②以菟丝子、蛇床子、川断、泽兰调整内分泌；③肝经循行两乳，乳络失养，肝气郁滞，以炒橘核、蒲公英通络止痛，川楝子、元胡、香附行气止痛，夏枯草、生牡蛎软坚散结；④女子以血为先，以鸡血藤、丹参、当归养血活血；⑤蒲公英、夏枯草，寒

性反佐，防止温热太过。

批阅意见 | 指导老师

治疗肿瘤包括癌症，不能不顾辨证论治而一味投清热解毒，以毒攻毒诸品，以防产生副作用。气滞、血瘀、痰凝常是产生肿瘤的主因。故理气、化痰、祛瘀系常法。一边慎用破瘀耗气药，一边防止苦寒伤胃是治疗肿瘤的两忌。抗癌消瘤而不伤正的药有白花蛇舌草、公英、生牡蛎等诸药。

沈绍功

2004 年 5 月 2 日

二十九、产后缺乳症不单纯为虚证

沈师认为产后缺乳症，不单纯属于虚证，应根据患者的症状和舌苔脉象区分。

1. 实证

属于实证者食纳欠佳，舌苔腻，脉弦滑，证属胃气不和，乳汁不通；方选保和丸加减。药选：竹茹 10g，枳壳 10g，云苓 10g，陈皮 10g，焦三仙 30g，连翘 10g，木香 10g，大腹皮 10g，生内金 10g，莱菔子 10g，路路通 10g，生麦芽 10g，炒橘核 10~30g。

2. 虚证

虚证者，胃纳较佳，乏力，苔薄白，脉沉细，证属气血不足，乳络空虚；治宜大补气血，再加温通之剂，方选八珍汤加味。药选：西洋参 5~10g（另煎兑服），云苓 10g，陈皮 10g，生白术 10g，当归 10g，生地 10g，川芎 10g，赤芍 10g，龟甲 10g，桂枝 10g，鹿角霜 10g。

同时注意血与心肝有关，气与脾肺有关。另外，可配合外敷，上方加花椒 20~30 粒入药渣中，再煎第 3 次热敷。产后多见虚证，治疗以补虚温通为主。

附：虚证中医辨治

中医的虚证多见于内伤杂病，又名"虚损""劳伤"。病久体弱为"虚"，久虚不复为"损"，虚损日久为"劳"，此言其病位之深浅、病情之轻重。人称"杂病虚证十常八九",并不过分。

1. 历史沿革

奠基于《内经》,其对虚证的病因、病机、辨证以及预后进行了阐述。《内经》提出虚证病因多由"五劳所伤"。《素问·宣明五气》篇云:"久视伤血,久卧伤气,久坐伤肉,久立伤骨,久行伤筋。"虚证病机属于正气不足,多篇都有阐述,如《素问·通评虚实论》指出"精气夺则虚";《素问·评热病论》指出"邪之所凑,其气必虚。阴虚者,阳必凑之";《素问·调经论》指出:"阳虚则外寒,阴虚则内热。"辨证上提出"六脱""五脏虚"。《素问·脏气法时论》:"肝病者……虚则目无所见,耳无所闻,善恐,如人将捕之。""心病者……虚则胸腹大,胁下与腰相引而痛。""脾病者……虚则腹满,肠鸣飧泄,食不化。""肺病者……虚则少气,不能报息,耳聋嗌干。""肾病者……虚则胸中痛,大腹小腹痛,清厥,意不乐。"预后上提出"五虚死"。

《难经》提出"五损论"并阐述了治疗方法。《难经·十四难》云:"一损损于皮毛,皮聚而毛落;二损损于血脉,血脉虚少,不能荣于五脏六腑;三损损于肌肉,肌肉消瘦,饮食不能为肌肤;四损损于筋,筋缓不能自收持;五损损于骨,骨痿不能起于床。"治疗"五损","损其肺者,益其气;损其心者,调其荣卫;损其脾者,调其饮食,适其寒温;损其肝者,缓其中;损其肾者,益其精。"

《金匮》专设"虚劳"。仲景以五脏气血阴阳之损为虚劳的立论,实为纲举目张,尤其抓住脾肾之虚,很切中临床实际。强调甘温扶阳为疗虚大法,主张脾肾双补,补脾重于补肾。创组疗虚效方,如治虚人外感,扶正祛邪的薯蓣丸;治阴虚失眠,养阴除烦的酸枣仁汤;治虚劳干血,去瘀生新的大黄䗪虫丸;治虚寒脘痛,温中补虚的黄芪建中汤;治虚劳失精,调和营卫的桂枝加龙骨牡蛎汤;治虚劳腰痛,温补肾阳的肾气丸。

汪绮石以肺脾肾立论。绮石著《理虚元鉴》,为治疗虚劳专书。阐发虚劳的病因病机,论治大法,预防措施,均自成体系。创"虚劳六因说":一为先天之因,二为后天之因(酒色劳倦,七情饮食所伤),三为痘疹及病后失调之因(正虚邪恋),四为外感之因(伤风不愈便成劳),五为环境之因(七情不损,五劳不成),六为医药之因。"虚劳主火论"阐发了"虚劳初起,多由于心肾不交……毕竟是少火衰微,则成阳虚一路""木火刑金""虚火"诸论。"治虚大法论"主张:"理虚有三本,肺脾肾是也,肺为五脏之天,脾为百骸之母,肾为一身之根。"此外，汪氏还提出虚劳用药有三禁：一禁燥烈，二禁苦寒，三禁伐气。

以上简要地归结历代医家疗虚的主体观点，颇具代表性，可见治疗虚证在内科学中的地位。虽然疗虚有各自的流派、各家的主张，学说纷纭，然而取效之道在于辨证的精确。

2."单元组合式辨证分类法"辨治虚证

虚证的辨证大多运用脏腑和气血津液辨证法。单以脏腑来说，每一个脏腑大致有气、血、阴、阳四个虚证，每个虚证的临床症状少则六七个，多则十个以上。单纯的五脏六腑虚证就有近二十种。临床实际常常是异脏同病，虚证互兼，这样的组合，虚证证类就达几十种，临床症状多达几百个，造成辨证时难以适从，就是再高明的中医临床家也只能"抓住一点，少及其余"，严重地影响着虚证辨证的精确度。所以从临床实际出发，急需把虚证的辨证简练化、实用化，尽可能地提高其精确度。

采用"单元组合式辨证分类法"，以气血阴阳四个基本虚证和五脏定位主症共九个单元，加以组合，便可化繁从简，一目了然。

气虚证：气短促，苔薄白，舌质淡，脉沉细。

血虚证：面㿠白，唇色淡，舌质淡，脉细数。

阴虚证：五心烦热，苔净，舌质红，脉象细数。

阳虚证：形畏寒，苔薄白，质淡胖，脉沉细，尺部弱。

五脏虚证：心主症，心悸；肝主症，胁痛；脾主症，肢倦；肺主症，咳喘；肾主症，腰酸。

组合举例：心气虚证（气虚证加心悸）；心血虚证（血虚证加心悸）；心阴虚证（阴虚证加心悸）；心阳虚证（阳虚证加心悸）；心肺气虚证（气虚证加心悸、咳喘）；心脾两虚证（心血虚证加气虚证加肢倦）；心肾不交证（阴虚证加心悸、腰酸加心火）；心肾阳虚证（阳虚证加心悸、腰酸）等。

一般而言，阳虚是气虚的进展，阳虚多兼气虚；阴虚是血虚的进展，阴虚多兼血虚。血随气脱，气虚可导致血虚；气因血衰，血虚可影响气虚。气和阴，阳和血，阳和阴均有体阴用阳、物质功能上的联系，因此要注意四个基本虚证的有机联系。

气虚主要指脾，血虚主要指心，阴虚主要指肾，阳虚主要指脾和肾。临床常常异脏同病，归纳起来不外有九种：心肺气虚、心肾阳虚、心脾两虚、心肾不交、肝肾气虚、脾肺气虚、肝肾阴虚、肺肾阳虚、脾肾阳虚。凡此九种均可以上述九个单元组合分类，甚至三脏以上同病也能以此组合。总之，虚证分四类五位，在临诊时便能有证可循，简单明了，易于掌握，既快又准，比较实用。

批阅意见 | 指导老师

　　产后缺乳是妇产科的常见症。大多医者不作辨证，不分虚实，专病专方，一味通乳，焉能奏效。缺乳之症，虚者多见，实者亦有，临证必需分辨之，然后据证立法遣药，方能奏效。

　　该生能总结出"血与心肝有关，气与脾肺有关"的经验，难能可贵，望再接再厉，继续用心学习，细心总结。

沈绍功

2005 年 3 月 1 日

三十、五因、五果、三指标辨治瘀血证

许多疾病在临床上会出现相同的病因病机和证候特点，瘀血证开始研究于20世纪70年代，在研究过程中发现，瘀血证的特点就是血液循环和血流状态的改变，即：血液成分、血液黏稠度、血流动力学三方面的改变，要改变其病理状态，应从此着手。

（一）基本认识

瘀血的病因：外伤、寒邪、情志。

瘀血的成因："寒邪客于经络""由气及血""离经血凝""损伤经道气壅""气虚、阳虚及阴虚"。

瘀血有五个后果：血虚、血溢、癥瘕、水肿、郁证。

瘀血三个指征：定处刺痛（局部血结证）；紫绀发枯紫斑（全身血滞证）；出血瘀暗有块（离经血溢证）；瘀血能产生疼痛、癥瘕、厥证、痹证、厥痛、痈证。

（二）历史沿革

1.奠基于仲景

他提出瘀血病名；分析病因及治法；论证蓄血证、血结证；创建了有效的活

血化瘀法。《金匮要略》出现如下的治疗格局：桃核承气汤治疗急腹症、桂枝茯苓丸治疗子宫肌瘤、当归芍药散治疗瘀血疼痛、鳖甲煎丸治疗肝硬化。

隋唐时代提出血证积聚病机是由于瘀血所致；宋元时代创立补中佐破血、六郁学说。并且演进于隋唐，瘀血证、活血化瘀法均见于《诸病源候论》《备急千金要方》《外台秘要》等内、妇科证候中。

2. 发展于宋元明

滑伯仁每用补剂加桃仁等破血疏络之品，朱丹溪创立气、血、痰、湿、热、食六郁学说，其中以气血郁尤为重要；朱橚编纂的《普济方》，提出久病属瘀，治疗当为之调血。

3. 形成在清代

①王清任，提出补气活血法，并创建补阳还五汤、逐瘀汤等。逐瘀汤类有一系列的代表方：血府逐瘀汤、少腹逐瘀汤、通窍活血汤、膈下逐瘀汤等。②叶天士的《临证指南医要》，应用了通络祛瘀，虫类药如水蛭、䗪虫。③唐容川《血证论》提出祛瘀生新，论治出血和瘀血关系。

（三）辨证论治

1. 气滞血瘀

症见：胀憋，脉沉弦，舌有紫斑。选方：血府逐瘀汤。治以理气化瘀。用药：柴胡 10g，枳壳 10g，赤芍 10g，红花 10g，陈皮 15g。

2. 寒凝血瘀

症见：拒按，患处刺痛，得温可缓，舌质紫，脉沉迟。选方：当归四逆散。治以温经通络。用药：桂枝 10g，当归 10g，赤白芍各 10g。

3. 热结血瘀

症见：少腹硬痛，神乱如狂，小便自利，舌紫暗，脉沉实。选方：桃核承气汤。治以活血凉血。用药：桃仁 10g，红花 10g，生大黄 10g，枳实 10g，芒硝 10g(冲服)。

4. 气虚血瘀

症见：心悸，乏力，纳呆，有偏瘫，苔薄白，舌紫斑，脉细缓。选方：补阳还五汤。治以补气活血。用药：生黄芪 30~60g，丹参 30g，地龙 10g，赤芍 10g，红花 10g。

5.阳衰血瘀

症见：面黑唇紫，畏寒肢冷，舌淡有瘀斑，脉沉细迟。选方：急救回阳汤。治以温阳化瘀。用药：党参 10g，炒白术 10g，淫羊藿 10g，桃仁 10g，红花 10g。

6.阴虚血瘀

症见：形瘦隐痛，舌暗红，脉弦细。选方：通幽汤。治以育阴化瘀。生地 10g，当归 10g，枸杞子 10g，野菊 10g，桃仁 10g，红花 10g。

（四）病案

刘叟，72 岁，居住北京市海淀区，2003 年 3 月 28 日初诊（春分）。

[**病史**] 患者因健忘、记忆力明显减退 5 年，加重 1 个月前来就诊。脑 CT 显示：脑部多发性钙化点，诊断脑软化，未曾治疗。现感头晕头痛，健忘多梦，四肢困乏，纳谷不香。

[**检查**] 舌暗红，少有瘀斑，苔白腻，脉细滑。血压 125/75mmHg，心率 72 次 / 分，律齐。

[**辨证**] 痰浊上蒙，清窍失养则头晕头痛，健忘多梦；痰浊中阻，苔呈白腻，纳谷不香；痰浊阻滞，血脉运行失常而见四肢困乏；舌暗红，有瘀斑，脉沉滑，均系痰瘀之征。其病位在脑，证属痰浊上扰，蒙闭清窍。

[**诊断**] 健忘；痰瘀闭阻，脑脉受损证。脑软化症。

[**治法**] 豁痰开窍，行气化瘀。

[**处方**]《三因极一病证方论》温胆汤合《医林改错》血府逐瘀汤化裁。

竹茹 10g	枳壳 10g	云苓 10g	陈皮 10g
石菖蒲 10g	郁金 10g	川芎 10g	川楝子 10g
元胡 10g	丹参 30g	赤芍 10g	丹皮 10g
生薏仁 10g	野菊 10g	葛根 10g	草决明 30g
生山楂 15g			

每日 1 剂，水煎分 2 次服。连服 14 剂，口服脑立清胶囊，每次 4 粒，每日 2 次。

二诊：食纳渐增，头晕头痛及健忘症状减轻，仍感汗多，偶有咳嗽，惟遇情绪刺激，头晕头痛加重，苔白不腻，舌质暗红，脉沉略滑。痰瘀得化，脑窍得养，呈现气虚血瘀，清阳不升之证，法随证变，补气活血，平肝阳升清气，宗《内外伤辨惑论》当归补血汤合《伤寒论》桂枝汤加减。

生黄芪 10g	当归 10g	桂枝 10g	赤芍 10g
白芍 10g	地龙 10g	川芎 10g	葛根 10g
丹参 30g	白菊 10g	川楝子 10g	元胡 10g
草决明 30g	生山楂 15g	川牛膝 10g	桑白皮 10g

连服 14 剂，口服脑立清胶囊。

三诊：头晕头痛明显减轻，记忆力好转，近日因感受风寒而致咳嗽、痰少，偶有手指活动不利，视物模糊，汗出，舌质红，苔根部薄黄腻，脉沉细。气机通顺，痰热之证复见，故上方去川楝子、元胡、草决明，加石菖蒲、郁金、夏枯草、藿香清热利湿祛痰，仍服用脑立清胶囊。

四诊：2 周后心慌消失，汗出已止，偶有早搏，眼睑轻度浮肿，微感头晕，大便干燥，血压 120/80mmHg，舌紫暗，苔黄腻，脉弦滑。气虚之证消除，痰浊之邪又显，改用清热祛痰之法，温胆汤加茵陈、泽泻、莱菔子、生牡蛎、生山楂、葛根、野菊、夏枯草、白花蛇舌草，连服 1 个月。

脑 CT 复查：脑部钙化点明显减小。

巩固 1 个月，无明显不舒，以丸药缓图。水蛭 3~5g，川芎 10g，赤芍 10g，莱菔子 10g，石菖蒲 10g，郁金 10g，上方 5 剂共研细末装入 1 号胶囊，每次 3g，每日 2 次，2 年来病情稳定，生活如常。

[**按语**] 健忘，亦称喜忘、善忘，历代医家认为多与脾肾虚损，气血不足有关，盖心主血，脾统血，肾藏精，思虑过度，伤及心脾，则阴血损耗，精亏递减，脑失所养，皆能令人健忘，高龄神衰，多因于此，治疗无非补益心脾投以归脾汤，或补肾益精投以六味地黄丸加减。沈师认为中医临证，辨证首要，然不知痰浊上蒙，气血逆乱亦可引起健忘。《丹溪心法·健忘》："健忘精神短少者多，以有痰者。"《素问·调经论》："血并于下，气并于上，乱而喜忘。"正与本案相合，该患者过食肥甘，痰浊内生，加之素性急躁，痰瘀互结，证当从痰论治，祛痰为先，稍佐化瘀，痰瘀得化，其证自除。故以温胆汤健脾祛痰，理气降逆。配丹皮、赤芍养血活血；头痛加川楝子、元胡、川芎、天麻；苔腻难除加茵陈、泽泻、白花蛇舌草泻浊祛痰。痰浊已化，表现气血不足及营卫不和之象，以当归补血汤气血双补，投桂枝汤调和营卫止汗。特色用药：①葛根、川牛膝体

现了升降理论，清阳升，浊气降；②肺主皮毛，肺卫不和则汗出，加桑白皮泻肺止汗；③地龙透络，增加调和营卫之功；④丹参、生山楂即除生痰之源，又可活血化瘀；⑤病在大脑，中药要通透血脑屏障方可发挥疗效。沈师经验：葛根、丹参、川芎、野菊、草决明诸药有通透之力，只要符合辨证论治法则均可配合佐入方中，以增其效。脑软化老人多见，其属难治，本案病程 5 年之久，又七旬高龄，其效稳定 3 年，由此可见，沈师治病以辨证为先，辨病为辅的治疗思路。

批阅意见｜指导老师

"瘀血"是中医学中的研究"热点"。中医对"瘀血"的认识可归结为"五因、五果、三指标"。

五个成因：外邪、七情、出血、外伤、伤正。

五个后果：血虚、血溢、癥瘕、水肿、郁证。

三个指标：局部血结证、全身血滞证、离经血溢证。

该生能总结导师对瘀血的认识，便掌握了瘀血的辨证和化瘀治法。

沈绍功

2005 年 8 月 5 日

三十一、祛瘀五步法则

（一）瘀血的五个常见病位

（1）阻心：症见心悸闷痛，精神异常，癫痫发作，脉细结代。治宜活血化瘀，佐以通阳开胸。药用：石菖蒲 10g，薤白 10g，桂枝 10g，琥珀粉 3g（冲服）。

（2）阻肝：症见胁痛痞块，躁怒。治宜活血化瘀，佐清肝泻火。药用：生栀子 10g，丹皮 10g，龙胆草 10g，黄芩 10g，夏枯草 30g，苦参 10g。

（3）阻腹：症见闭经，呕血便血，腹中有肿块、拒按。治宜破积逐瘀，软坚行水。药用：莪术 10g，鳖甲 15g，丹参 30g，生牡蛎 30g，白花蛇舌草 30g，泽兰 10g（后两者活血化瘀利尿）。

（4）阻肺：症见胸痛咯血。治宜祛瘀生新，润肺祛痰。药用：花蕊石 15g，血余炭 15g，三七粉 3g（冲服），苏木 10g，沙参 10g，阿胶珠 15g。

（5）阻肢：症见肿胀麻木，皮下出血，肌衄。治宜活血通络。药用：路路通

10g，王不留行 10g，鸡血藤 10g，伸筋草 10g，姜黄 10g（引上肢），川牛膝 15g
（引下肢）。

（二）化瘀取效之道

1. 由气调血（理气、补气）

（1）疏肝理气：柴胡 10g，郁金 10g，枳壳 10g，陈皮 10g，木香 10g，香附
10g，乌药 10g。

（2）补气：生黄芪 15g，党参 10g，黄精 10g，白术 10g。心脾两虚者宜用。

2. 通络化瘀

（1）温经通络（温药）：桂枝 10g，鹿角霜 15g，细辛 3g，炮姜 5g，鸡血藤
15g，薤白 10g，制川、草乌各 3g。

（2）祛痰通络：白芥子 10g，石菖蒲 10g，胆星 10g，全瓜蒌 30g。

（3）疏风通络：地龙 10g，炮山甲 5g，露蜂房 15g，乌梢蛇 5g，土鳖虫 10g，
醋鳖甲 15g。

3. 配合意疗

（1）以情开导：动之以情，晓之以理，喻之以例，明之以法，真情暗示。

（2）暗示疗法：通过自暗示、他暗示等方法，树立患者积极向上的信念。

（3）静情催眠：采用参禅、静坐、静卧等方法，实现静志安神。

（4）移情易性：实施音乐疗法、游戏疗法等方式方法，分散患者注意力，转
移悲观思想。

（5）去忧莫若乐：提供患者感兴趣的漫画书、综艺电视等，让患者心情
愉悦。

（6）医生应顺情从欲怡悦开怀，心平气和，动情解惑，不要假戏真做，以理
服人，可以采用激情刺激，令患者激怒、卒惊、卒羞，而后开导患者，要注意观
察患者的细微之处，意移丹田，意念导情。

肝怒忧郁，容易发生肝癌。

凡情志之属唯心所属，愁忧恐惧则伤心。《灵枢·师传》篇"善医者必先医
其心，而后医其身。"告之其败（陈述利害），语之其善（因病而郁），导之其便，
调息其性，开之其苦，疏其郁结。要遵循三个原则：医者热情诚挚，因人因病制
宜，社会家庭结合。

忧郁症患者治疗方法：一是注意祛痰和通腑，祛痰选用三竹（天竺黄、竹茹、竹沥）、莱菔子。通腑选用草决明 30g，制军 10g，如为癫、狂、痫，可酌加生大黄 120g。二是以情胜情：悲胜怒，恐胜喜，怒胜思，喜胜忧，思胜恐。三是自我情志调节：喜乐疗法（心痛、脏躁、癫狂），愤怒疗法（思虑、忧愁、内向），惊恐疗法（喜笑不休），悲哀疗法（抑制激动、狂喜）。

4. 膳食调理

一讲合理调配，食宜多样。《黄帝内经》中提出："五谷为养，五果为助，五畜为益，五菜为充，气味合而服之，以补精益气。"现代科学研究已经证实：谷类含有糖类和蛋白质；肉类含蛋白质、脂肪；蔬菜、水果含维生素和矿物质，这些食物互相调配，互相补充，才能充分满足人体对营养的需求。

二讲追求卫生，食宜有节。饮食要特别注意新鲜、精细和清洁。孔夫子曰"食不厌精，脍不厌细"，确实是食养的座右铭。食宜定量定时，切忌暴饮暴食，过饥过饱，俗话讲得好："早饭宜好，午饭宜饱，晚饭宜少。"

三讲温热熟软，食宜少缓。"热不炙唇，冷不激齿"为度，进食要细咀慢咽，切忌"吞、囵、噎、咳""黏硬不能化"。

四讲三多三少，食宜清淡。三多者蛋白质多、维生素多、纤维素多。三少者糖类少、脂肪少、咸盐少。

五讲轻松愉快，食后宜养。孔夫子在《论语》中提倡"食不语"就是进食时要专致，切忌边看书报边进食，心不在"食"。更不可千思万绪，争吵辩论中进食，以防大伤"食"味。

唐代药王孙思邈告诫人们"饮食即卧，乃生百病"。食后养生，实属必要，其法有三：一为食后摩腹，二为食后散步，三为食后漱口。

批阅意见	指导老师	根据瘀阻五个部分，基本治则为"活血化瘀法"，再根据五部血瘀佐以相应治法，是提高疗效的新途径。 该生基本掌握导师的"化瘀"取效之道，望能在实践临证中运用，以便加深印象，更应创新发展。 <div align="right">沈绍功 2005 年 9 月 3 日</div>

三十二、治饮当温药和之，依部位随证加减

痰饮是指体内水液输布运化失常，停积于某些部位的一类疾病。痰饮的发生主要是由于肺、脾、肾、三焦功能失调而致。治疗时以温化为主。主要有三法：温阳、益气、利水。另外，水液代谢失常时，必然引起血液循环的障碍。故在治疗时应加活血化瘀药。临证时根据水肿部位区分各脏器的虚弱：颜面浮肿时肾气不足；下肢浮肿时心气不足；腹部浮肿，肝脾气虚；全身浮肿，五脏气虚。故饮在上焦者，用泻肺利水之法；饮在中焦者，健脾利水法；饮在下焦，温阳利水法；另外可根据部位选择用药。

（一）病因病机

《金匮要略心典》："谷入而胃不能散其精，则化而为痰；水入而脾不能输其气，则凝而为饮，其平素饮食所化之精津，凝结而不布，则为痰饮。"可见，水湿不能运化是产生痰饮的一个主要原因，而在脏腑方面，则与脾胃的关系最为密切。

脾和胃是一脏一腑，太阴脾与阳明胃，是相互协调的，胃主纳谷，脾司运化，是供给全身营养的来源。脾为湿土，喜燥而恶湿，过湿则脾困；胃为燥土，喜润而恶燥，过燥则化热。胃主纳，故胃宜降则和，脾司运，故脾宜升则健。一脏一腑，一阴一阳，一湿一燥，一升一降，是对立的统一，而在生理病理上起着相辅相成的作用。脾胃健运，受纳良好，饮食就能化为精津而充实人体的需要。如脾运失健，胃纳失和，则食聚为积，津停为痰，痰食内蕴，更阻碍了脾胃的运化，形成恶性循环，影响生长发育。

（二）分类

（1）痰

痰邪贮留肺（肺为贮痰之器），为有形之痰，主症有咳喘、咯痰、喉鸣。以其性质而别四种：寒痰—清稀白沫，畏寒苔白。热痰—黄黏有块，烦渴苔黄。燥痰—难咯带血，咽干苔燥。湿痰—痰多易咯，纳呆苔腻。痰邪流窜全身（脾为生痰之源），为无形之痰，主症有头重、胸闷、口黏、纳呆、苔腻、脉滑。

（2）饮

即水饮，主要关系脾胃，多为局限，因停蓄部位而分四种。

溢饮：停于皮肤，可见水肿，白花蛇舌草 30g，泽兰 10g，冬瓜仁 10g，炮姜 15g。

支饮：病位在胸膈以上，症见咳喘，炒葶苈子 10g，牛蒡子 10g，丹参 30g。

悬饮：停于胸胁，见胁胀引痛，川楝子 10g，金钱草 15g，赤芍 10g，白芍 10g，茵陈 15g（后下）。

痰饮：停于肠胃，症见肠鸣、纳呆，大腹皮 10g，枳壳 10g，金樱子 10g，莱菔子 15g，生山楂 20g。

（三）五苓散治疗痰饮之名方

五苓散系《伤寒论》化气利水之名方。仲景组此方，主要用于太阳表邪未解，内传膀胱，下焦蓄水而见头痛发热，渴欲饮水，水入则吐，小便不利，苔白脉浮。原方由猪苓 9g，泽泻 15g，白术 9g，茯苓 9g，桂枝 6g，共 5 味组成，制成散剂，每服 6g，日 3 服，多饮暖水，汗出而愈。

五苓散组方十分严谨，重用泽泻渗湿利水为君药。茯、猪二苓淡渗以辅蠲饮之力为臣药；白术健脾，助运水湿为佐药；桂枝温化膀胱之气，为使药，合为利水渗湿，温阳化气之剂。临床可以作为退肿主方，而且可以扩大用于水湿、痰饮内停的胃肠病、心血管病、肾脏病等。五苓散的实际用量可以调整为泽泻 15g，茯苓、猪苓、白术各 10g，桂枝 5~10g。应用时还可随症加减，如兼食积，可合平胃散，《丹溪心法》名为"胃苓散"；如湿热黄疸可加茵陈 15g（后下），《金匮要略》名为"茵陈五苓散"。为增退肿之力，可选加宣肺的桔梗 10g，蝉蜕 5g，桑白皮 10g，配以"开鬼门，洁净腑"，可选加畅中的大腹皮 10g，木香 10g，陈皮 15g，赤小豆 30g，可选加渗下的车前草 30g，泽兰 10g，冬瓜皮 10g，白花蛇舌草 30g，生苡仁 10g，石韦 10g。

（四）病案

李右，43 岁，居住北京市海淀区，2004 年 8 月 25 日初诊（处暑）。

[病史]颜面及下肢浮肿 1 年，加重 1 个月，于某西医院检查未见异常。刻诊：颜面浮肿，双眼睑如卧蚕状，肿处皮肤绷紧光亮，双下肢浮肿，胸脘痞闷，纳谷不香，神疲乏力，睡眠梦多，小便短赤，大便干结。

[检查]舌质红，苔黄腻，脉滑数。血压 120/70mmHg，心率 66 次 / 分。双下肢浮肿（++），心脏及肾功能检查未发现异常。

［**辨证**］湿热壅滞三焦，水道不畅，颜面及下肢浮肿；湿热久羁，脾胃被困，则神疲乏力，胸脘痞闷，纳差便干，小便短赤。舌质红，苔黄腻，脉滑数，亦为湿热内盛之象。其病位在三焦，证属湿热壅滞，水道不畅。

［**诊断**］水肿，阳水；湿热内盛，壅滞三焦证。疲劳综合征。

［**治法**］清热利湿，通利二便。

［**处方**］投《三因极一病证方论》温胆汤合《温病条辨》三仁汤化裁。

竹茹10g	枳壳10g	云苓10g	陈皮10g
丹参30g	石菖蒲10g	郁金10g	全瓜蒌30g
车前草30g	草决明30g	藿香10g	莱菔子10g
川芎10g	仙鹤草10g	生苡仁10g	杏仁10g
白蔻仁10g			

上方每日1剂，水煎分2次服。连服14剂。

二诊：食欲转佳，二便已调，颜面及下肢浮肿减轻，偶有头晕乏力，心悸气短，项背不舒，咽痛微肿，湿邪减轻，热邪未除，故守法易药，上方加牛蒡子、葛根，继服1个月。

三诊：头晕乏力消失，颜面浮肿不著，惟感心悸气短，四肢发凉，腰膝酸软，咽部疼痛，舌尖红，苔薄白，脉弦细。湿热已化，肾阴阳失调证渐显，故改用沈师"调肾阴阳方"化裁。

生地10g	黄精10g	生杜仲10g	桑寄生10g
川断10g	老鹳草10g	生黄芪15g	当归10g
鸡血藤10g	菟丝子10g	葛根10g	全瓜蒌30g
薤白10g	生苡仁10g	生牡蛎30g	车前草30g
牛蒡子10g	锦灯笼5g	藿香10g	

上方每日1剂，水煎分2次服。连服14剂。

四诊：眼睑浮肿消失，遇劳累时，自感下肢肿胀，按之不肿，月经来潮，腰膝酸痛，大便不爽，舌红苔薄，脉细数。四肢发凉已除，肾阳已复，肾阴不足尚存，故上方去生黄芪、当归、瓜蒌，加枸杞、野菊滋阴清肝。并随证加减，腹痛加川楝子、元胡，理气止痛；头晕头痛加天麻、川芎，平肝祛风；怕冷加桂枝，温经散寒；上肢不利加桑枝，祛风通络；舌紫暗加苏木、赤芍、丹皮、丹参，活血化瘀；腹胀时加党参、云苓、白术、枳壳，健脾益气。治疗2个月，浮肿消失，无明显不适，未来复诊。

［按语］疲劳综合征（简称CFS）以长期疲劳为主要特征，并伴有慢性咽炎、头痛、肌肉及关节痛等多种临床表现，西医检查未见明显阳性体征。本案表现为水肿，水肿当先辨阳水和阴水。《丹溪心法·水肿》："若遍身肿，烦渴，小便赤涩，大便闭，此属阳水""若遍身肿，不烦渴，大便溏，小便少，不赤涩，此属阴水。"本案证属三焦湿热壅滞，水道不利。初起由湿热浸渍，湿困脾运而成，此属阳水，因患者食欲不振，故先调理脾胃，治当健脾祛湿利小便为主，选用温胆汤、三仁汤，祛邪必须防止伤正，故不用商陆、槟榔、木通等有毒攻逐之品，免败胃助邪。方中加入仙鹤草补气和血，增加推动力；同时选用全瓜蒌清热祛痰，清利水之上焦；车前草、莱菔子、草决明使湿热之邪从二便而解，清利水之下焦；加入金铃子散是调畅气机，促进水湿运行，清利水之中焦。后期患者呈现肾阳不足，阴阳两虚之证。故选用沈师"调肾阴阳方"化裁。方中川断、菟丝子温润肾阳，生杜仲、桑寄生阴阳双补，枸杞、黄精、生地养阴滋肾，全方共调阴阳。因正值夏季故加入藿香，祛暑利湿，为时令用药。加入苏木、赤芍、丹皮、丹参等活血化瘀药，促进血行，则水湿自除。《景岳全书·肿胀》："温补即所以化气，化气而痊愈者，愈出自然；消伐所以攻逐，逐邪而暂愈者愈出勉强。"总之，水肿病在肺脾肾，而以肾为本，切不可滥用攻逐之品。水肿退后以健脾补肾为巩固，杜绝复发。

批阅意见 | 指导老师

　　痰饮源同症异。饮邪系局部病邪，停于四部而为四饮。治饮总遵仲景之训，以"温药和之"。

　　能掌握一饮之三部及四位，应对不同遣药，是对"温药和之"的发挥，只有在临证中善于归纳总结，掌握规律，再用之于临证，如此循环，方能掌握"经验"，提高技能，获得疗效。

沈绍功

2005年10月31日

三十三、小柴胡汤可疗多种疾病

《伤寒论》：口苦、咽干、目眩，小柴胡汤主之，但见一症便是；从此条文分析，小柴胡汤可以治疗消化系统、呼吸系统、神经系统疾病，临证可见患者出现肝胃不和的症状均可使用；笔者临证曾见一患儿9岁，咳嗽频作，咽痛纳差，昼夜不停，午后低热，咳痰色黄，咳甚则呕，大便干燥，舌质淡暗，苔薄白，右寸滑，余沉细；故用三子养亲汤合温胆汤，3 剂后，夜间不咳，白天频作，胃脘疼痛；追问病史，患儿喜食冷饮，近一周晨起食冰箱中酸奶，此为寒湿蕴胃，肺胃气机失和而出现咳嗽，治疗应以温胃散寒，调畅气机，故选小柴胡汤加减：柴胡 10g，黄芩 10g，半夏 10g，党参 10g，牛蒡子 5g，川贝 3g，川芎 10g，白菊 10g，桑白皮 10g，莱菔子 10g，紫菀 10g，藿香 10g，生内金 30g，服用 1 剂，咳嗽骤减；3 剂，咳嗽已止，食欲增加，无明显不适。

（一）病证举隅

小柴胡汤加减专治少阳半表半里证，常用于治疗以下病证。

1. 治疗围绝经期综合征

柴胡 10g，党参 10g，黄芩 10g，法半夏 5~10g（燥热时宜少量）。加石菖蒲 10g，郁金 10g，丹参 30g，鸡血藤 15g，香附 10g。

2. 治虚人外感

小柴胡汤去党参，加生黄芪 10~15g，适于老人、小孩外感。

生黄芪 15g，川芎 10g，车前草 30g，草决明 30g，白菊 10g，荆芥穗 5g，板蓝根 15~30g，柴胡 10g。

不用贯众，因其苦寒伤正、伤胃。

3. 治胃肠道症状之呕吐、腹泻

柴胡 10g，云苓 10g，陈皮 10g，木香 10g，焦三仙各 10g，生内金 30g，生牡蛎 30g，连翘 10g，公英 10g。

腹泻，加煨葛根 10g；呕吐，加竹茹 10g。

4. 调月经（闭经、痛经）

柴胡 10g，当归 10g，泽兰 10g，鸡血藤 15g，川牛膝 15g，丹参 30g，伸筋草 10g。

5. 降血压（烘热汗出，颧红）

柴胡 10g，钩藤 15g（后下），草决明 30g，白菊 10g，川芎 10g，莱菔子 10g，川牛膝 15g。

6.治失眠

失眠与情绪紧张有关，忧郁型，易思考，心烦意乱可用，药用：生龙骨 30g，黄连 10g，肉桂 3g，夜交藤 30g，川芎 10g，茯苓 10g。

（二）病案

张右，31 岁，居住北京市海淀区，2004 年 9 月 12 日初诊（秋分）。

[**病史**] 患者前天经行，昨日不慎受凉，入暮发热，头痛目眩，口苦咽干，恶心纳差，两胁胀满，经量增多，经色鲜红，自觉阵阵发热恶寒，今日门诊求治。

[**检查**] 舌淡红，苔薄黄，脉弦数。体温 38℃，咽部轻度充血，扁桃体不大，心肺听诊无异常。

[**辨证**] 经期受凉感冒，邪停少阳，为半表半里证，可见恶寒发热；少阳经布两胁上循于头，邪犯少阳，阻遏经气，可致胁满头痛；木旺克土，影响脾运，见纳呆恶心；热入血室可致经行量多色红。苔薄黄，脉弦数为少阳热邪之征。其病位在少阳，证属邪热入血，半表半里。

[**诊断**] 感冒，邪犯少阳，热入血室证。上呼吸道感染。

[**治法**] 和解少阳，补气祛邪。

[**处方**] 以《伤寒论》小柴胡汤化裁。

柴胡 10g	党参 10g	黄芩 10g	车前草 30g
菊花 10g	川芎 10g	香附 10g	鸡血藤 15g
连翘 10g	木香 10g	川楝子 10g	芦根 20g
桔梗 10g			

[**结果**] 上方每日 1 剂，水煎分 2 次服。5 剂热退经净，饮食正常。

[**按语**] 经期外感，为"热入血室"，女子以肝为本，血室者肝胆也，故经期外感多见邪犯少阳、半表半里证。以小柴胡汤三味要药柴胡、党参（人参更佳）、黄芩和解少阳，补气驱邪外出以退热。菊花、川芎清利头目止头痛。因经期感冒，调经为要，香附、鸡血藤疏肝理气，和血调经。川楝子可引药入肝；桔梗透在表之邪，车前草清入里之邪，使邪从小便而出，给邪以出路。此方配伍精良，调经退热，奏效明显。

小柴胡汤系经方中的效方，主要选党参、柴胡、黄芩 3 味。本案 9 岁患儿，初选三子养亲合温胆汤，咳未止，主要忽视了舌诊，其苔薄白，故投之效不显。后抓住寒湿蕴胃，投小柴胡汤，调畅肺胃气机，其咳乃止，系法证对应之故，足见"舍症从舌"的实用性。

临证大胆实践，方能学以致用。亲临验案，一定会印象深刻，而且可以举一反三，这是继承的效法之一。

沈绍功

2005 年 7 月 3 日

三十四、桂枝汤应用遵古而不泥古

《伤寒论》："太阳中风，阳浮阴弱，阳浮者，热自发，阴弱者，汗自出，啬啬恶寒，淅淅恶风，翕翕发热，鼻鸣干呕者，桂枝汤主之。"临床应用时患者汗出、恶风、后背凉者，可用桂枝汤。

（一）临床常用病证

1. 围绝经期综合征

后背凉，冒风，汗多者，可用桂枝汤去掉姜、草、枣，因其滋腻，影响消化吸收功能，可改用石菖蒲 10g，郁金 10g。药用：桂枝 10g，白芍 10g，石菖蒲 10g，郁金 10g，葛根 10g，白菊 10g，浮小麦 30g，桑叶 10g（调和营卫）。

2. 经期发热（低热）

桂枝 10g，白芍 10g，银柴胡 10g，青蒿 10g（后下），桑白皮 10g，生黄芪 10g，丹参 30g，车前草 30g。

3. 治喘（干喘或祛痰后干喘）

桂枝或肉桂 3g，淫羊藿 5g，补骨脂 10g，女贞子 10g，旱莲草 10g，紫菀 10g，川贝 3g，沙参 10g，麦冬 10g。

4. 痛痹（痹证）

赤芍 10g，白芍 10g，蚕砂 10g（包煎），桑寄生 10g，生杜仲 10g，鸡血藤 10g，三七粉 3g，徐长卿 10g（或威灵仙 10g）饭后服。

5. 偏头痛

痛时有跳动感，血压不高。

葛根 10g，白菊 10g，川芎 10g，天麻 10g，薄荷 10g，元胡 10g（治上部头痛），川楝子 10g。

6. 寒证腹泻

多见脾胃不足，便溏或五更泻。

炒白术 10g，鹿角霜 10g，五倍子 10g，芡实 10g，乌梅炭（如无，则以 2~3 倍乌梅炒炭），杜仲炭 10g，山楂炭 10g。

（二）病案

孙右，52 岁，居住北京市朝阳区，2003 年 3 月 28 日初诊（春分）。

[病史] 背凉畏风，潮热汗出，乳房胀痛，心烦易怒，手足心热，腰酸腿软，头项强痛。

[检查] 舌红，苔少，脉细数。

[辨证] 营卫不和，既不能营内，又不能卫外而见背寒怕风；阴阳失调，则见心烦易怒，潮热汗出，手足心热；肾阴不足则腰酸腿软；肾精不足，不能濡养空窍，则见头项强痛。其病位在心肾，证属营卫不调，阴虚火旺。

[诊断] 绝经前后诸症；营卫不和，阴阳失调证。围绝经期综合征。

[治法] 调和营卫，滋阴降火。

[处方] 拟以《伤寒论》桂枝加葛根汤合《医宗金鉴》知柏地黄丸加减。

桂枝 10g	赤芍 10g	葛根 10g	知母 10g
黄柏 10g	生地 10g	当归 10g	补骨脂 10g
蛇床子 10g	泽兰 10g	川断 10g	丹参 30g
炒橘核 10g	川楝子 10g	元胡 10g	

每日 1 剂，水煎分 2 次服。连服 7 剂。

二诊：潮热汗出减轻，头项强痛缓解，惟感乳房胀痛明显。上方去补骨脂，加蒲公英、丹参，再服 7 剂。

三诊：药后乳胀减轻，头痛、手足心热解除，情绪转佳，潮热缓解，仅于下午出现。火旺症状减轻，阴虚之症依存，改以桂枝汤合杞菊地黄丸加减。续服 14 剂。

四诊：药后仅偶有潮热，一周两发，劳累时略觉腰酸。上方加鸡血藤、老鹳草，专治腰酸，改为每晚服1煎，未再复诊。

[**按语**] 桂枝汤为解肌发表，调和营卫之基本方，柯琴在评价桂枝汤时说："此为仲景群方之魁，调和营卫，解肌发汗之总方也……如所云头痛、发热、恶寒、恶风、鼻鸣、干呕等病，但见一证便是，不必悉具，惟以脉弱自汗为主耳。"沈师常以此方加减治疗多种疾病中表现为自汗畏风背凉的营卫不和证，本案围绝经期综合征患者也不例外。用桂枝温经通阳，既能和营又能和卫；舌质红、脉细数，故以赤芍易白芍，既可养血敛阴，又可清解血中郁火。原方中尚有解肌调和诸药的姜、枣、草，由于无外感风寒表证，并且姜太温、枣太腻，甘草可导致浮肿，故去之。葛根为太阳经引经药，治疗头项强痛，消除背凉颈痛。本案尚见阴虚火旺，阴阳失调之证，故以知母、黄柏清解阴中虚火，生地滋阴凉血；当归养血和营；川楝子、元胡理气止痛；泽兰、丹参活血利水；炒橘核通络止痛。阴阳互根，加入蛇床子、川断、补骨脂，阳中求阴，增加滋阴之功。后由于火旺之象已息，阴虚之证显露，故功专调和营卫兼以养阴。围绝经期综合征为自主神经功能紊乱所致。沈师治疗此病注意调营卫、调阴阳而奏效。

指导老师批阅意见　桂枝汤系经方代表方之一，经方有独到之处，但切忌泥古，用桂枝、白芍2味足矣。桂枝汤用于围绝经期综合征、"热入血证"和喘证有效，其加减很得法，用药亦精当。只有在临证中应用，在疗效基础上领悟，方能得其精华，运用自如。

沈绍功

2005年9月30日

第五章　跟师专题总结

跟师期间，笔者针对沈老师临床诊治的常见病种，总结沈老师的学术经验和用药特色，现按照论文撰写时间顺序，记录如下。

一、沈师从痰论治冠心病的技巧（2003 年 3 月 ~2003 年 8 月）

（一）冠心病与痰浊的关系

沈师认为冠心病的发生主要与痰浊的关系十分密切。而引起痰浊的原因有如下几类。

首先是饮食因素。饮食失常，常常损伤脾胃而壅热生痰，古人认为胸痹者（冠心病）多因"聚津生痰""痰浊阻其间"。

其次是体质因素。长期劳逸失度，血液往往处于"黏、浓、凝、聚"状态而形成痰浊体质。经调查研究表明，劳动强度同冠心病的发病呈反比关系。痰浊体质一般均有体重超标，而肥胖正是冠心病的致病因子。

第三是心理因素。七情过激是产生痰浊的要因。这类患者常常急躁好动，喜怒无常，称作"A 型性格"，其冠心病的发生可增加 2 倍以上。

第四是季节因素。多湿、多雨、多寒的季节均可滋生痰浊，因此，冠心病的发病高峰出现在 7、8、9 月份和阴雨天气。

西医认为血清甘油三酯、低密度脂蛋白和胆固醇增高，高密度脂蛋白降低，造成脂质沉积在血管壁的内膜下，使内皮细胞损伤，导致内膜增厚、硬化，血管口径变窄而发生冠心病，而痰浊证的冠心病正符合这种病理改变。

（二）冠心病的临床治疗

主要分为虚实两类。

1.实证——痰瘀互结证

主症：胸闷胀满，或胸部闷痛，头重肢困，口黏纳呆，形胖痰多，唇甲青紫，苔腻，脉滑，或单见舌苔腻，脉弦滑。

治法：祛痰化瘀，行气止痛。

方药：温胆汤合桃红四物汤加减。全瓜蒌 30g，薤白 10g，竹茹 10g，枳壳 10g，云苓 10g，陈皮 10g，石菖蒲 10g，郁金 10g，川芎 10g，丹参 30g，车前草 30g，草决明 30g，赤芍 10g，红花 10g。

方药分析及加减变化：遵古宽胸理气：全瓜蒌、薤白；豁痰：石菖蒲、郁金；消导：鸡内金、生山楂；透窍：桔梗、蝉蜕；分利：车前草、石韦、白花蛇舌草、草决明、桃仁、野菊花、全当归；热痰苔黄：黄连、天竺黄、浙贝；寒痰苔白：杏仁、法夏、生姜；消有形痰：苏子、莱菔子、葶苈子；祛无形痰：云苓、陈皮、炒苍术、生薏仁；心血瘀阻：泽兰、苏木、丹参、水蛭；寒凝气滞：蛇床子、炮姜、桂枝尖、乌药。

①祛痰浊除苔腻序贯 4 法。

第一步：三竹换用：竹茹、天竺黄、竹沥水。

第二步：茵陈 (后下)、泽泻。

第三步：海藻、昆布。

第四步：生龙牡、海蛤壳。

临床常用的祛痰中药有 18 味：竹茹、天竺黄、枳壳、全瓜蒌、薤白、半夏、浙贝、桔梗、海藻、昆布、莱菔子、石菖蒲、郁金、苍术、陈皮、云苓、茵陈、泽泻。

②化瘀透络 4 步。

第一步：川芎、丹参、丹皮。

第二步：赤芍、红花、桃仁。

第三步：三七粉、泽兰、苏木。

第四步：地龙、水蛭、䗪虫。

2.虚证——气虚痰浊证

主症：胸憋气短，胸痛隐隐，心悸乏力，眩晕肢软，纳谷不香，舌质淡暗苔薄腻，脉沉细

治法：补气祛痰。

方药：香砂六君子汤合瓜蒌薤白白酒汤。

生黄芪15g，炒白术10g，云苓10g，陈皮10g，木香10g，石菖蒲10g，郁金10g，丹参30g，焦三仙30g，莱菔子10g，全瓜蒌30g，薤白10g。

加减变化：①心气亏虚：血糖不高可用党参，经济条件许可，用西洋参、人参（另煎兑服），血糖高者用太子参、仙鹤草、扁豆衣。②心阴不足：银柴胡、知母、黄精。③心阳不振：鹿角霜、淫羊藿、桂枝。④疼痛：三七、琥珀、乳没、乌药、血竭、蚕砂；⑤胸憋：葛根、野菊、苏木、丹参。⑥心悸：川芎、石韦、党参、丹参、苦参、羌活。⑦浮肿：泽兰、白花蛇舌草、车前草、泽泻、桑白皮、生苡仁；⑧痰盛：莱菔子、竹叶、天竺黄、竹茹、生龙骨、生牡蛎、海蛤壳、海藻、牛蒡子、贝母；⑨纳呆：焦三仙、生内金、木香、砂仁、大腹皮、连翘；⑩失眠：酸枣仁、夜交藤、生龙骨、知母、黄连、肉桂；⑪舌紫：赤芍、水蛭、土鳖、红花、苏木、鸡血藤；⑫苔腻：茵陈、泽泻、草决明、生山楂、清夏、苍术；⑬脉细：生杜仲、枸杞子、黄精、首乌、灵芝、白术。

中老年冠心病以肾亏痰阻为主，症见胸闷隐痛，腰膝酸软，心悸神疲，眩晕形寒，舌质淡胖，苔薄白，脉沉细。治疗补肾祛痰，方以杞菊地黄汤加减：枸杞子10g，野菊10g，生地10g，黄精10g，灵芝10g，蛇床子10g，生杜仲10g，槲寄生10g，石菖蒲10g，郁金10g，全瓜蒌30g，薤白10g，桂枝10g，丹参30g。

3. 稳定期以丸药巩固

药用：西洋参、三七、生黄芪、云苓、水蛭、瓜蒌、菖蒲、郁金、浙贝、黄连、肉桂、川芎、石韦、草决明、葛根。

（三）冠心病的综合配合

沈师认为冠心病从痰论治除了药疗外，还应强调多综合措施的配合，归纳为36字诀：

稳定情绪	节制饮食	注意忌口
佐以食疗	戒烟减酒	提倡饮茶
适量运动	气功辅助	起居有常

1. 稳定情绪

中医经典《黄帝内经·素问》中告诫人们稳定情绪的方法有四句话："告之

以其败，语之以其善，导之以其便，开之以其苦。"就是说，对患者既要指出疾病的危害，引起重视，又不至于对疾病有误解而形成包袱；指导病人采取好的方法调息养性，保持乐现心境，使病情缓解；耐心倾听患者恻隐之苦，赢得其信任，帮助其解除消极心理状态。这样患者便可进入"恬淡虚无"的思想境界，古人称之为"意疗"利于痰浊的消除，是冠心病防治的关键环节。

2.节制饮食

痰浊的产生源于脾胃的损伤，而饮食不节是脾胃损伤的主因，所以防治冠心病必须做到节制饮食。"节制"者有三层含义：一是控制食量，防止肥胖。一般非体力劳动者，一天主食量不要超过半斤；二是不要偏食，注意营养搭配；三是少食糖盐，因为甜食多生痰浊，变成脂肪。过咸易凝血阻痰，一天食盐量5~10g为宜，最多不能超过15g。总之，冠心病患者的饮食要制度化，有规律，有节制，不过饱，不过饥；定时定量，少食多餐。其中早餐宜吃易消化供给热量和蛋白质的食物，如蔬菜、水果。午餐可丰盛些，满足对蛋白质的需求量，晚餐务必清淡。

3.注意忌口

动物性食物、海鲜腥燥、煎炒炙炸、酢糟酱卤这类食品，最易滋生痰浊，应视作忌口之列。

4.佐以食疗

"物治寓于食"，痰浊证冠心病患者应多食富含维生素和微量元素的食物，可以辅佐祛痰药提高疗效。如维生素 C 含量最多的是绿叶蔬菜、萝卜、豆芽菜及水果中的猕猴桃、山楂、酸枣、柑橘类。维生素 B_6 含量最多的是谷物外皮、糙米、猪肝、瘦肉、蛋清、豆类及花生。微量元素中，含锰最多的有小麦、黄豆、萝卜缨、胡萝卜、茄子、大白菜、扁豆。含镁元素多的有花生、核桃、淡水鱼、瘦肉。含碘多的有海带、紫菜。含锌多的有谷类、豆类、坚果、茶叶。应当提倡饮用矿泉水，因它含镁钙量高。

此外，对冠心病有食疗作用的食品还有：黑白木耳、莲子肉、葱、蒜、韭、薤、姜醋、玉米、葵花籽、荞麦、大枣、香蕉和椰子。

常用膳方：八宝粥（芡实、苡米、扁豆、莲肉、大枣、山药、百合、红小豆），蒜醋鲤鱼，山楂饮。

5. 戒烟减酒

烟草"辛热，有大毒"，冠心病患者应当绝对禁烟（包括被动吸烟）。酒能"和血行气，壮神御风"，少量饮用有益治疗和康复，提倡饮少量黄酒、葡萄酒。

6. 提倡饮茶

茶叶"安心益气，轻身耐老"，能帮助消化，解除油腻，对治疗冠心病有辅助作用。但过浓过量则其中的茶碱、咖啡因，会增加心肌耗氧量，增加心脏负担，故提倡饮茶有适度，以坨茶、绿茶、菊花茶为宜，清淡常饮。

7. 适量运动

运动是一种积极的休息方式，是缓解身心疲劳的良方，运动还能帮助消化吸收，流畅气血，所谓"痰不得生"。运动的形式可随身体状况，个人兴趣而因人有异，但要适度。大凡各种运动后只觉轻度疲倦，休息半小时左右即可完全恢复为宜，有专家曾作测定，以运动后心率较运动前增加 30 次 / 分左右为妥。总之，冠心病患者"不可不动，不可大动"。

8. 气功辅助

这里的气功是指的"导引"，有别于所谓的"发功治病"。它是以一定的方式摇动肢节筋骨，配合呼吸吐纳，意守丹田，静心净念的一种养生疗法。可以调畅气机，通利血脉，安定神志，培育真气而有利于冠心病的防治。气功可以动、静两法，或动静结合，可取站、坐、卧各种姿势，既要控制适度，又应持之以恒。

9. 起居有常

中医认为"久视伤血，久卧伤气，久坐伤肉，久立伤骨，久行伤筋"，一定要注意生活起居的规律性，其中最主要的有四条：一要劳逸结合，避免用脑过度，熬夜操劳；二要顺应四时，防寒避暑；三要保持两便通畅，正常新陈代谢；四要清心寡欲，节制房事。

二、沈师痛证的辨证论治经验（2003 年 9 月 ~2004 年 2 月）

痛证首见于《黄帝内经》,《素问·举痛论》提出"五脏卒痛"，其病机是"寒气入经"，气不通，所谓"不通则痛"。其治常用"活血通络""芳香温通"，以求"通则不痛"。针灸镇痛亦首见于《黄帝内经》，《灵枢·经筋》提出"以痛为腧"。现从临床出发，采取针药并用的方法，对中医镇痛的思路、治则、方药、取穴、手法诸方面介绍恩师的体会，供同道参考。

中医镇痛始于《黄帝内经》，《素问·举痛论》分辨寒热虚实，详于《金匮要略》《伤寒论》，既有证候分类，又作分证论治，仲景创建的附子粳米汤、厚朴三物汤、大柴胡汤、大乌头煎、小建中汤、芍药甘草汤以及通脉四逆汤等均为效方，到隋代《诸病源候论》提出"久痛属虚"；明代《医学传真》提出"通则不痛"；清代《临证指南医案》提出"久痛入络"均有启迪作用。中医镇痛疗效肯定，针药并用更显优势。

（一）根据疼痛性质分为虚实二类

1. 虚证疼痛

隐痛，以虚证多见，分气虚和阴虚两类。

气虚隐痛，伴气短乏力，苔白质淡，脉象细弱。由于气帅虚衰，鼓动不足，血运缓慢而不通则痛。治当补益中焦脾气，兼顾血运。主药：生黄芪、炒白术、云苓、陈皮、赤白芍、炙甘草。取穴：足三里、血海。

阴虚隐痛，伴五心烦热，苔净质红，脉象细数。由于营阴亏损，血行贫乏而不通则痛。治当补益下焦肾水，兼滋营阴。主药：生地、黄精、山药、泽兰、川楝子、元胡。取穴：三阴交、太溪。

2. 实证疼痛

（1）胀痛，以实证多见，分肝郁、痰浊、食阻三类。

①肝郁胀痛，兼见胁满太息，苔黄质红，脉象弦紧。由于肝气郁结，气滞血瘀而不通则痛。治宜疏肝开郁为先。主药：柴胡、香附、丹皮、川芎。取穴：阳陵泉、支沟。

②痰浊胀痛，兼见口黏憋闷，苔腻脉滑。由于痰浊内阻，气机不畅而不通则痛。治宜化痰降浊为先。主药：竹茹、枳壳、云苓、陈皮、菖蒲、郁金。取穴：中脘、丰隆。

③食阻胀痛，兼见纳呆嗳腐，苔厚脉滑。由于食阻中焦，运化不畅而不通则痛。治宜消导畅中为先。主药：焦山楂、焦神曲、鸡内金、木香、陈皮、连翘。

取穴：建里、公孙。

（2）刺痛，以瘀血多见。兼有全身血瘀证，如紫绀，毛发干枯，肌肤甲错及离经溢血证，血紫有块，舌紫斑，脉细涩。治宜活血化瘀，通则不痛。主药：丹参、当归、赤芍、郁金、地龙、水蛭。取穴：膈俞、三阴交。

（3）绞痛，除气滞血瘀外，寒凝亦可诱发，此时痛而喜暖畏寒，面色㿠白，四肢欠温，苔白质紫淡，脉象沉迟。治重温通散寒。主药：高良姜、炮姜、鹿角霜、桂枝（或肉桂）、乌药、细辛各3g，制川、草乌各5g。取穴：关元、足三里，用灸法。

（二）根据疼痛部位分为七类

1. 头痛论治

头痛，分风邪、肝阳、痰蒙和气虚四类。

（1）风邪头痛：以全头胀痛为显，伴发热，咳痰，咽痛骨楚。①风寒（苔薄白，脉浮紧）。治宜祛风散寒。主药：荆芥穗、防风、川芎、白芷、桂枝、白芍、细辛。取穴：风池、外关、合谷、太阳；厥阴痛加四神聪、中都；少阳痛加率谷、地机、太冲；阳明痛加印堂、梁丘；太阳痛加天柱。②风热（苔薄黄，脉浮数），治宜祛风清热，主药：连翘、菊花、薄荷、蝉蜕、桑白皮、葛根。

（2）肝阳头痛：以两颞跳痛为显，伴胁满易怒，口苦尿黄，苔薄黄，舌质红，脉弦细数。治重平肝潜阳。主药：天麻、菊花、草决明、珍珠母、生石决明、栀子、川楝子。取穴：太冲、太阳，用泻法。

（3）痰蒙头痛：以头顶重痛为显，伴胸憋形胖，口黏纳呆，苔黄腻，脉弦滑。治重豁痰开窍。主药：胆星、天竺黄、川芎、莱菔子、菖蒲、郁金、枳壳、生苡仁、车前草。取穴：百会、丰隆。

（4）气虚头痛：以全头空痛为显，伴气短乏力，苔薄白，舌质淡，脉细弱。治重升清降浊。主药：党参、黄精、升麻、当归、玄胡、葛根。取穴：四神聪、足三里，用补法。

2. 风热目痛

目痛，以肝火多见，兼有口苦目赤，尿深便秘，易怒心烦，苔黄质红，脉象弦数。治当清肝泻火。主药：夏枯草、生栀子、草决明、野菊花、制军、车前草。取穴：攒竹、行间，用泻法或耳尖放血。

3. 虚实齿痛

齿痛，分胃火和肾虚二类。

（1）胃火齿痛：痛剧龈肿，伴消谷善饥，口干引饮，苔薄黄，舌质红，脉弦滑。治宜清胃泻火。主药：生石膏、知母、生苡仁、升麻、川牛膝。取穴：二间、内庭，用泻法。

（2）肾虚齿痛：隐隐作痛，伴耳鸣腰酸，苔薄黄，质淡红，脉沉细。治宜滋肾降火。主药：生地 10g，黄柏 10g，玄参 10g，怀牛膝 15g，丹皮 10g，徐长卿 10g。取穴：合谷、太溪，用补法。

4. 巧辨咽痛

咽喉痛，分风热、虚火二类。

（1）风热咽痛：肿痛明显，喉有物梗，影响吞咽，甚则寒热交作，苔薄黄，脉浮数。治宜疏风清热。主药：连翘、金银花、生甘草、蝉蜕、僵蚕、露蜂房、野菊花、苏梗。取穴：少商、商阳放血，泻风池、上廉泉。

（2）虚火咽痛：隐痛为主，朝轻暮重，五心烦热，腰酸，失眠，苔净质红，脉象细数。治宜滋阴降火。主药：生地、麦冬、黄连、肉桂、马勃。取穴：劳宫、上廉泉用泻法，复溜用补法。

5. 胁痛论治

胸胁痛，分胸阳、肝郁二类。

（1）胸阳痹阻：痛而寒凝，遇冷加重，时有彻背，四肢不温，苔白质淡，脉弦细而迟。治宜温通胸阳。主药：生黄芪、桂枝、全瓜蒌、薤白、川芎、香附。取穴：内关、膻中，用温针法。

（2）肝气郁结：痛而气滞，恼怒发作，流窜不定，心烦嗳气，苔黄质红，脉象弦紧。治宜疏泄肝郁。主药：柴胡、枳壳、赤白芍、川楝子、玄胡、金钱草、丹皮。取穴：期门、太冲，用泻法。

6. 脘痛各论

脘腹痛，分寒积、气滞、痰食、中虚四类。

（1）寒积痛：系脾胃素寒，复感寒邪或嗜食生冷，以致脾阳不振，寒凝不运而绵绵作痛，得温则减，食少喜热，苔薄白，脉弦迟。治宜温通散寒。主药：高良姜、香附、乌药、木香、蔻仁、小茴香、云南白药（冲）。取穴：太白，用补法；灸神阙、中脘。

（2）气滞痛：系肝气横逆，气机不舒而胀痛时作，郁怒加重，痛引两胁，食少吞酸，苔薄腻，脉弦紧。治宜疏肝和胃。主药：柴胡、枳壳、炒橘核、青皮、川楝子、玄胡、当归、白芍。取穴：内关、公孙，用泻法。

（3）痰食痛：系痰热食阻中焦，腑气不通而闷憋作痛，纳呆便臭，呕吐涎沫，苔厚腻，脉弦滑。治宜消导通腑。用药：莱菔子、枳壳、焦三仙、制军、公英、全瓜蒌、草决明。取穴：天枢、上巨虚，配支沟、照海，用泻法。

（4）中虚痛：系脾胃虚弱，无力健运，隐痛时作，按之可舒，食欲不振，肢倦乏力，苔薄质淡，脉象细弱。治宜补气健脾。用药：生黄芪、桂枝、白芍、炒白术、炙甘草、生杜仲、陈皮。取穴：中脘、气海、太溪、太白，用补法。

7. 腰痛辨析

腰背痛，分肾虚和风湿2类。

（1）肾虚腰痛：系真元亏损，筋脉失养而酸痛绵绵，痿弱无力，形寒滑泄，苔薄白，质淡胖，脉细尺弱。治宜补肾通络。用药：鹿角霜、桂枝、生地、山药、鸡血藤、老鹳草、川断、生杜仲、桑寄生。取穴：肾俞、肝俞、太溪，用温针灸。

（2）风湿腰痛：系感受风湿，经气阻滞而重痛拘急，转侧加重，影响步履，变天诱发，苔白腻，脉弦滑。治宜祛湿通络。用药：生苡仁、地龙、防风、防己、陈皮、鸡血藤、伸筋草、豨莶草、木瓜。取穴：三焦俞、脾俞、秩边、委中，用平补平泻法，并配梅花针。

上述分类论治只是疼痛性质、部位、病种分类组合，针药相配的一种新方法，目的是继承发挥中药镇痛的优势，提高中药镇痛的疗效，但尚不完善，比如，病种提到的病机只是主要者，临床各病种的病机要错杂得多，如有例外仍应辨证论治。

三、毒损心络与高血压病（2004年3月~2004年8月）

（一）络病学说与毒损心络观的渊源

沈师临证发现：近些年高血压病患者苔腻多见，而血液循环不畅的舌质紫暗、舌下静脉显露的瘀证亦并非少见，痰和瘀的致病在高血压病中日趋增多。痰和瘀系病因，又为病理产物，乃为毒邪。高血压病是心络受邪所致。故提出"毒损心络"观是中医诊治高血压病的新思路。

络脉是保障脏腑气血灌注，通畅气血津液输布的枢纽，维持机体内稳态的重要组成。其道细小，其布广泛，其支众多，其功重要，也可称作"立体多能网络系统"。

《灵枢·经脉》最早提出"络脉"之称："诸脉之浮而常见者，皆络脉也。"《灵枢·脉度》区分了经、络、孙之别："经脉为里，支而横者为络，络之别为孙。"络脉又有十五大络、别络、浮络、孙络之分。《灵枢·痈疽》概括了经脉灌注渗布血气的生理功能："血和则孙脉先满，溢乃注于络脉，皆盈乃注于经脉。"《灵枢·经脉》则对十五别络的循行及其虚实病证作了阐述。《灵枢·九针十二原》《素问·三部九候论》提出望络、扪络的诊法和刺络出血的治法。《黄帝内经》从生理到病理，从诊断到治法，对"络病学说"都已作了雏形性的描述，开创"络病学说"的先河。对"络病学说"承前启后加以推动者要数东汉的张仲景，他在《金匮要略》中详述了络脉病证（如痹证、水肿、黄疸、肝着、虚劳）的发生均与"络脉瘀阻"的病机有关，于是首创化瘀通络法，特别是虫类剔络法，不少名方如大黄䗪虫丸、抵当汤等至今有效。"络病学说"的鼎盛发展和完善在清代。"络病学说"的理论和临床是由叶天士继承发展和创新的。他将《黄帝内经》中有关"络"的概念加以深化，并首次较全面地引申到内伤病病理阐释中，明确提出"久病入络"说，强调"初为气结在经，久则血伤入络"，认为络病虽分虚实，总以络脉阻滞为要，主要病机是络中气滞、瘀血或痰阻，新立通络诸法，是内伤杂病在理论和治疗上的大发展，也是给后世活血化瘀法的大启迪。清代对"络病学说"有所贡献的还有三位医家，一位是王清任，在《医林改错》中首次将补气和通络法结合，创建益气活血通络法，其代表方"补阳还五汤"和三首"逐瘀汤"，对后世临证都有巨大影响；一位是唐容川，在《血证论》中提出"凡血证，总以祛瘀为要"，倡导"祛瘀生新"法；第三位是喻嘉言，在《医门法律》中认为"十二经脉前贤论之详矣，而络脉则未之及，亦缺典也"，并主张用砭石刺络及内服引经通络药治疗络脉病证。

沈师认为由于多种因素导致络脉痹阻、气血津液运行不畅的一类病证，统称络病。其病位在血分，其共性为"瘀阻"。络病的病机不外四端：络脉结滞，络脉蕴毒，络脉空虚和络脉损伤。络脉结滞系邪客络脉，阻遏络道，造成气郁、血滞诸结；络脉蕴毒系指络邪不除，蕴久生毒，主要有湿浊、痰瘀；络脉空虚系络中气血不足，无力运行致气血停滞而为瘀；络脉损伤系"刀针破伤经络"，络伤血溢。络病主要表现为血证、痹证、中风、疼痛和眩晕等，其病性错杂，病根深伏，邪正胶凝，病势缠绵，多属沉疴痼疾，为难治难愈病证。

（二）高血压病"毒损心络"观新诠释

1. 病机上的关联性

高血压病常常起病隐匿，不少患者自觉无症可见，在体检时方显血压升高，故病程较长。临床上有原发性和继发性之分。一般年老者体虚多见，年轻者痰浊为主（如高脂血症、肥胖、过量烟酒等），继发者常见于糖尿病、肾病之后。高血压病的重要病机是痰瘀浊毒在体内的累积停留，主要是不能通过络脉的渗注而排出体外，其蕴结主要是阻于络脉。这种病机同络病的虚（络脉气血不足）和实（络中血瘀痰浊）在实质上是相关联的。

2. 证候上的相似性

高血压病的证候学所见可概括为上盛下虚证。上盛者眩晕头重，口唇紫暗，舌下络脉青紫，舌质暗红，苔腻，脉滑；下虚者腰酸腿软，乏力气短。这些病证与络病表现极其相似。高血压病经治不愈，其发展常常累及心、脑、肾、眼底等器官，这些器官血液丰富正是络脉汇聚之处。高血压病的证候演变，大致经历三个阶段：初起肝肾阴虚为主，表现肝阳或肝风，与络脉空虚相似；继则痰瘀浊毒阻络，正如叶天士所言："邪与气血两凝，结聚络脉"，与络脉结滞，络脉蕴毒相似；终则病久入络，血瘀津凝，互结互病，毒损心络，加重病情，变证丛生。

3. 治法上的一致性

基于高血压病"毒损心络"观，其治法当更新为"活络法"。无论痰瘀同治、补气祛瘀、补气化瘀，均与络病之治则，疏通络脉，透达络毒相一致。也就是叶天士治络病"大凡络虚，通补最宜"大法的体现。

（三）高血压病治疗的新思路

高血压病的西医解释在于微血管与微循环的病理性异常。微循环是由微动脉、微静脉和毛细血管组成的网状结构，连于动静脉之间，微循环内部的微血管互相沟通，微循环丛与微循环之间有许多吻合支互相交会，这种结构和分布同络脉极为相近。西医又认为，血管内皮细胞在调节血管的舒缩状态和抗血小板聚集，维持血管壁的完整性上起者关键作用。血管内皮细胞作为血管内膜的主要结构，又有重要的内分泌功能。血管内皮细胞的凋亡破损及其功能失调，是高血压病发生的主要病生理基础。这与"络病学说"又有相当的相似之处。实验研究发现中医的"血瘀证"在客观指标的变化上可以看到血流动力学和血液流变性的异常，微循环的障碍，内皮细胞的损伤，血小板功能的亢进以及凝血因子形成并激活，纤溶和抗纤溶系统的启动，红细胞变形性和凝聚性增强等。这可以看作"络病学说"的现代诠释。

基于"毒损心络"的新思路，我们曾以水蛭、莱菔子为主，由 5 味中药组成"络活胶囊"，试治Ⅰ、Ⅱ期痰瘀互结证类的高血压病，经与北京降压 0 号随机对照，降压显效率 30.0%，总有效率为 85.0%，与对照组疗效相仿（P > 0.05），但对改善痰瘀互结证候却有明显差异（P < 0.01），络活胶囊还能改善高血压病患者的血液流变性，降低血脂，提升血浆肾上腺髓质素水平，降低血浆组织因子途径抑制物的水平，临床观察还发现其有降低体重，缓解心绞痛的作用。在此理论指导下，沈师临证时分为虚实两类，根据舌苔分辨。临证看到患者苔腻时痰瘀同治，降压四味与温胆汤加减；苔薄时补肾降压，降压四味与杞菊地黄汤加减。此法简便易学，疗效颇佳，尤其适合低压较高及并发症较多的患者。

四、冠心病痰瘀互结证的渊源和创新（2004 年 9 月 ~2005 年 2 月）

（一）冠心病痰瘀互结证的历史渊源

痰指痰浊，是人体津液不归正途的病理产物；瘀指瘀血，是人体血运不畅或离经之血着而不去的病理表征。痰和瘀是两种不同的病理产物和致病因素。在某种状态下，相互为患，形成新的病理因素。

1. 痰浊与瘀血的历史沿革

痰浊证始见于《金匮要略·痰饮咳嗽病脉证治篇》，将痰饮合称。杨士瀛的《仁斋直指方论》明确提出"稠浊者为痰，清稀者为饮"，并详述痰病的成因和临床表现。严用和的《济生方》曰："人之气道贵乎顺，顺则津液流通，决无痰饮之患。"主张气不顺而生痰。金元时期，朱震亨系治痰大家，其撰《金匮钩玄》共 139 门，除专列痰门外，其中还有 53 门也是从痰论治，如提出"百病中皆有兼痰者""湿热生痰"，"怪病多属痰""二陈汤一身之痰都治"等有临床价值的观点。张从正的《儒门事亲》创痰蒙心窍的理论。王隐君的《泰定养生主论》组治痰效方"礞石滚痰丸"。至明清两代,痰病的衍变更加广泛。王纶著《明医杂著》主张:"痰之本,水也,原于肾;痰之动,湿也,至于脾;痰之治,气也,主于肺。"李梴的《医学入门》认为痰病多生于脾,痰有湿(食)、火、酒、燥、老、郁、气、热、风、寒、虚之分。刘纯著《玉机微义》指出:"痰病多生于湿,故多用南星、半夏""岂但理气而痰能自行耶,必先逐去痰结,则滞气自行。"戴元礼的《秘传证治要诀》则主张除痰宜用攻法。张介宾在《景岳全书》中提出:"饮清澈而痰稠浊,饮惟停积肠胃,而痰无所不到,饮为脾胃病,而五脏之病,皆能生痰""痰之化在脾,痰之本在肾,木郁制土,火盛克金,火邪炎上皆生痰""治痰之法必须识痰为标证,治痰知治本,则痰无不清者"。楼英的《医学纲目》则认为:"凡病百药不效,其气上脉浮而大者,痰也。"

瘀血证肇始于《黄帝内经》,首先强调因寒致瘀,《素问·调经论》云:"寒独留,则血凝泣,凝则脉不通。"其二,因怒致瘀,如《素问·生气通天论》:"大怒则形气绝,而血菀于上,使人薄绝。"其三,血液瘀滞,脉涩不利为痹证的主要病机,《素问·痹论》:"心痹者,脉不通"。《神农本草经》是我国现存最早的一部药书,其中具有"消瘀血,逐恶血、破癥坚积聚"之药物70余味。《金匮要略》对瘀血学说诸多发挥,颇具贡献。其一,在《金匮要略·惊悸吐衄下血胸满瘀血病脉证治篇》首次将瘀血作为一种独立病证加以论述。其二,总结了瘀血证的辨证论治规律,使活血化瘀法有了很大发展,同时创立了一批方剂。《诸病源候论》对久心痛病机认识甚为精辟,其余云:"其久心痛者,是心之别络脉,为风冷气所乘也。"叶天士倡导"病久入络""久病血瘀"说,《临证指南医案·积聚》云:"初为气结在经,久则血伤入络。"在治疗络脉瘀滞方面,它具有独到之处,提出辛润通络法、辛温通络法、清络选通法、降气通络法、搜剔通络法。清代王清任著《医林改错》,发展瘀血学说,集活血化瘀之大成。王清任注重瘀血辨证,先辨脏腑经络,次辨气血虚实,创制了22首活血化瘀方,并创立了补气活血法及其组方。

2. 痰浊证与冠心病的关系

文献记载源于《黄帝内经》,《素问·至真要大论》提到"民病饮积心痛",《灵枢·五味》载有:"心病者,宜食麦、羊肉、杏、薤。"这里的薤指薤白,又称"野蒜",是一味温通化痰,治疗冠心病的良药。发展于汉代,《金匮要略》中专设"痰饮",正式创建化痰温通方瓜蒌薤白白酒汤类6张,对冠心病从痰论治作了奠基。

唐宋时期从痰论治的方剂甚丰，如《千金方》立"前胡汤"治"胸中逆气，心痛彻背"，方中以前胡、半夏、生姜化痰，配桂心温通，人参扶正。《太平圣惠方》"胸痹疼痛痰逆心膈不利方"，既有瓜蒌薤白半夏汤方意，又增入生姜、枳实，增强温化痰浊之力。进入明清两代，更重视痰浊的病因。《杂病源流犀烛》云："痰饮积于心包，其自病心。"《证治汇补》云："气郁痰火，忧恚则发，心隔大痛，次走胸背。"至于治疗上除进一步强调从痰论治外，还主张分辨虚实和伍用化瘀。如《张氏医通》把痰积胸痹分为实痰、虚痰两类，主张"一病二治"。

3. 痰瘀互结证与冠心病的关系

痰瘀学说肇始于《黄帝内经》，首先在生理上，阐明了津血同源的相互关系，如《灵枢·痈疽》云："津液和调，变化而赤为血。"《灵枢·邪客》曰："营气者，泌其津液，注之于脉，化以为血，以荣四末，内注五脏六腑。"在病理上，也体现了痰浊与瘀血的相关性。《灵枢·百病始生》曰："凝血蕴里而不散，津液涩渗，着而不去而积成矣。"明代孙一奎的《赤水玄珠》主张："既有湿痰、风痰、火痰、食积痰、气痰、肾痰、脾虚痰等不同，所以审痰认证，治病求本""瘀血留着，化而为痰，痰瘀互结者，又不可专治其痰，须兼活血行血。"《张氏医通·痰饮》云："痰瘀死血，随气上攻。"秦景明《证因脉治》云："心痹之因……痰凝血滞。"杨士瀛《仁斋直指方附遗方论》指出："真心痛，也可由气血痰水所犯而起。"清·龚信《古今医鉴·心痛》提出："心痹痛者……素有顽痰死血"；曹仁伯在《继志堂医案·痹气门》中则明确提出："胸痛彻背，是名胸痹……此痛不唯痰浊，且有瘀血，交阻膈间。方用全瓜蒌、薤白、桃仁、红花。"不仅认识到胸痹与痰瘀密切相关，而且采用了痰瘀同治的方法。《血证论·阴阳水火气血论》云："若水质一停，则气便阻滞。血虚则精竭水结，痰凝不散，心失所养，火旺而益伤血。"又曰："瘀血即久，亦能化为痰水。"

痰瘀互结（痰浊致瘀，瘀血生痰）：痰和瘀既是病理产物又是致病因素，在某种特定条件下，有分有合，相互转化。脂质沉着为痰浊，血细胞黏附为瘀血，痰瘀互结证可致血管内皮损伤，随着病情进一步发展，导致心脉痹阻更严重，而产生瘀血证更明显。这是由痰致瘀的主要病理特征，也说明了由痰浊引发瘀血的演变过程。脾为生痰之源，历来为中医所共识，但心脉瘀阻，瘀血生痰，在临床中也屡见不鲜。因瘀生于血，痰生于津，而津血同源，故血瘀可导致津变，这是瘀血生痰的关键病机。历代医家临床中也证实，瘀血内阻可影响津液输布，而出现津凝为痰之患。胸痹的发生是由痰致瘀，最终发生痰瘀互结证。

结合现代的病理生理观点，认识痰瘀跟冠心病发病的密切关联。冠心病常以饮食失节为重要病因，而饮食失节主要损伤脾胃的健运功能，从而壅热生痰。另外，脾胃乃生痰之源，失健的后果也能聚津生痰，长期的劳逸失度、养尊处优、好逸少动者，形成痰浊体质，其血液往往处于"黏浓凝聚"状态，而且体重超标，血黏和肥胖均是冠心病的易患因素。七情过激也是产生痰浊的主因。这类人群急躁冲动，喜怒无常，被称作"A 型性格"，其发病率可增加 2 倍以上。痰瘀形成跟季节地域也有关。长夏主湿，南方多雨，均可滋生痰瘀。而冠心病的发病高峰之一可以出现在每年 7、8、9 三个月的阴雨多湿季节。

（二）冠心病痰瘀互结证的现代诠释

高脂血症是痰浊的生化物质基础，故有脂必多痰。由高脂所化生的痰浊，必致血液黏稠性增高，血浆流动性降低，聚集性增高，最终导致内皮细胞损伤。痰属阴物，为体内之浊邪。但当痰浊犯心，必致心脉凝滞，心窍受阻，心脉不畅，心失所养。这是中医在临床中观察到痰浊对心脉的影响。

冠心病痰浊证脂质代谢紊乱，血流缓慢，血液瘀滞，组织缺血缺氧，引起细胞膜脂质代谢紊乱，导致脂质堆积。以上情况都为"痰浊致瘀"；瘀血与血黏度、血液流变及微循环等改变密切相关。血瘀证时，可见到与痰浊生化物质相关的甘油三酯有明显上升之势，LPO 值也升高。通过活血化瘀治疗，瘀血证减轻，甘油三酯及 LPO 值也随之降低，此为"瘀血生痰"提供了理论与实验的科学依据。

1. 痰瘀互结证与脂质代谢紊乱及血液流变学的相关性

痰瘀互结证患者有突出的血液流变学改变，主要表现为血浆流动性降低，聚集性增高和成分异常。其进一步做了低切速下全血黏度与血浆黏度的相关分析，在排除红细胞压积影响因素后，二者呈正相关。提示痰瘀互结证患者的全血黏度随血浆黏度的增高而增高，血浆黏度增高可引起血液的黏滞性增加，使血液缓慢而产生瘀阻，从而支持了痰瘀互结证时血液浓稠性、黏滞性、聚集性和凝固性增高，痰瘀同治方可显著降低患者 TC、TG、LDL-C 含量，升高 HDL-C，同时亦降低全血黏度、血浆黏度及纤维蛋白原含量，改善血液流变性，同时也可降低实验性动脉粥样硬化，高脂血症家兔血清 TC、TG、LDL-C 含量，及其全血黏度及血浆黏度。与冠心Ⅱ号方对照，其降脂作用明显优于后者，对血液黏度的影响两者无显著性差异。

2. 痰瘀互结证与超氧化物歧化酶（SOD）活性和脂质过氧化物（MDA）的相关性

过氧化物脂质（LPO）、超氧化物歧化酶（SOD）变化与AS（动脉粥样硬化）的发生有关。氧自由基的损伤作用，主要是脂质过氧化。机体内存在的大量不饱和脂肪酸均受过氧化作用而产生LPO含量。LPO能直接反应体内自由基损伤情况，MDA为LPO的代谢终产物。SOD、GSH-Px是与清除自由基有关的酶。当机体自由基动态平衡受损时，大量自由基通过氧化修饰低密度脂蛋白，最终形成AS斑块病变。发生AS病变时明显增高的LPO又损伤动脉内皮细胞，加剧了AS的形成。而SOD能够清除氧自由基，降低血LPO含量，从而发挥抗动脉粥样硬化病变的效应。痰瘀同治方可明显降低实验性动脉硬化，高脂血症家兔血过氧化脂质的代谢终产物MDA、升高SOD含量。说明本方可抑制脂质过氧化反应，对冠心病动脉粥样硬化的防治有积极作用。

3. 痰瘀互结证与细胞凋亡的相关性

实验用高脂血清24h造成内皮细胞凋亡，其程度与凋亡比例呈正相关。运用中药保护损伤的内皮细胞，在一定范围内减少凋亡的发生率。流式细胞仪检测显示，凋亡比例随高脂血清及中药量的增加而递增，表现为DNA峰前的荧光道上大量碎片，说明细胞损伤较重，造成细胞坏死。这与长时间严重缺氧缺血可使内皮细胞发生急性坏死有关。还发现在具有增殖能力的细胞系中，缺血性损伤可引起细胞周期的变化，表现为细胞增殖受抑制，细胞分裂停止（S期峰值降低，G_2期静止）。本研究针对心血管疾病发生后最基本的病理损害，缺氧/缺血，在细胞水平上建立了稳定的凋亡模型，该模型对凋亡的比率具有理想的控制性，为进一步研究药物对凋亡的干预作用打下了基础，也可作为抑制凋亡作用的药物筛选模型。

4. 痰瘀互结证的病理变化

高脂血症（主要为高胆固醇血症）是AS病变的最重要的原因。AS最早的临床病理形态变化是动脉内膜中有脂质沉积，继之内膜纤维结缔组织增生，引起内膜的局限性增厚，形成斑块，以后在其深部发生溃疡，软化而形成粥样物质。临床上，当其发生管腔较小的动脉已引起血液供应障碍。高胆固醇血症对动脉内皮的损伤是通过氧化损伤机制产生的，高胆固醇血症增加动脉壁细胞内自由基释放系统的活性，使氧自由基及其他活性氧成分释放增多，动脉壁的脂质过氧化损伤，导致大量的低密度脂蛋白被氧化；另一方面，高胆固醇血症又直接损伤动脉壁的抗氧化机能，使动脉壁内的超氧化物歧化酶（SOD）活性降低，导致脂质过氧化物清除障碍，其分解代谢产物—丙二醛（MDA）含量增加，加重局部血管内皮细胞的病理损伤和血管调节失常。

以上研究表明痰瘀互结证的发生主要是高脂饮食，诱发脂质代谢紊乱，引起血液流变学的改变，导致血管内皮损伤，氧自由基增加，抗氧化物质减少，脂质在血管壁沉积，造成血管内皮平滑肌过度增殖及细胞凋亡，而引发冠心病、高血压病、脑血管病、动脉粥样硬化等病变，从病理因素上均属痰、瘀、毒范畴，从发病机制上都属于血管病变。

（三）冠心病痰瘀互结证的临床创新

1. 诊断标准

主症：胸闷胸痛，口黏有痰，纳呆脘胀。兼症：头重身困，恶心呕吐，心悸心慌，痰多体胖。舌脉：舌质紫暗或见紫斑或舌下脉络紫胀，苔腻，脉滑或数。参考"三高"（高血脂、高血糖、高血压），其中尤以苔腻质暗为主，但见苔腻质暗便是，他证不必悉具。

2. 证候计分定量

（+++）证候明显，经常持续出现，影响工作和生活者，计4分。

（++）证候明显，经常出现，不影响工作和生活者，计3分。

（+）证候时轻时重，间断出现，不影响工作和生活者，计2分。

（±）证候较轻，偶尔出现，不影响工作和生活者，计1分。

（-）无证候或证候消失者，计0分。

3. 疗效评定

显效：证候全部消失，积分为0或治疗前后所有证候积分之差 ≥ 70% 者。

有效：治疗前后所有证候积分之差 ≥ 50%~70% 者。

无效：治疗前后所有证候积分之差 < 50% 者。

加重：治疗前后所有证候积分超过前者。

4.创新疗法

冠心病痰瘀同治宜分清虚实。辨证的关键看舌苔，苔薄为虚，苔腻为实。虚者伴心悸气短，神疲腰酸；实者伴憋闷纳呆，尿黄便干。虚者以气虚为主，或见肾亏；实者以瘀血为主，或有气滞。

冠心病属气虚生痰者，宜补气祛痰，以香砂六君子汤为主方合温胆汤，主药有参类（高血糖者不用升高血糖的党参）、生黄芪、仙鹤草、扁豆衣、黄精、棉花根、竹茹、枳壳、鹿角霜；属肾亏者，宜益肾祛痰，以杞菊地黄汤为主方合二陈汤，主药有枸杞、生地、生杜仲、槲寄生、泽泻、薤白、桑白皮、野菊花、陈皮、法夏；属气滞生痰者，宜理气祛痰，以保和丸为主方合四逆散，主药有莱菔子、云苓、薤白、全瓜蒌、柴胡、炒橘核、川楝子、玄胡、香附；属痰瘀互结者，宜化瘀祛痰，以导痰汤为主方合血府逐瘀汤，主药有胆星、天竺黄、泽兰、丹参、地龙、水蛭、桃仁、生山楂、丹皮、苏木、制军。

冠心病痰瘀同治分辨虚实，再据证立法。虚者补气祛痰或益肾祛痰；实者理气祛痰或化瘀祛痰。这种创新的治法是提高临证疗效不可疏忽的环节。

五、沈师论治中风的经验（2005年3月～2005年8月）

"中风"，又称"脑卒中"，西医称为"脑血管病"。有外邪引发者，称为"外风""真中风""真中"；无外邪引发者，称为"内风""类中风""类中"。"脑卒中"指"类中风"范围。"脑卒中"以猝然昏仆，不省人事，伴有口眼歪斜、语言不利、半身不遂为临床表现，起病急骤，变化迅速。分为出血性和缺血性两大类：出血性脑卒中，包括脑溢血（占28%）和蛛网膜下腔出血（占15%）。缺血性脑卒中，包括脑血栓形成（占50%），脑梗死（占7%）。脑卒中系老年人群中与心梗、恶性肿瘤共为三大致死原因。

（一）中风成因乃风火痰

脑卒中的主要病机如《素问·生气通天论》所曰："大怒则形气绝，而血菀于上。"菀者郁也，即血郁于脑部而发为脑卒中。由于平素气血亏虚，加之忧思恼怒，五志过极，饮酒饱食，聚湿生痰，或房室烦劳，耗阴伤肾，引发肝风内动，心肝火盛，痰热阻窍而"血菀于上"，引发卒中。沈师认为风、火、痰为主要病因，特别应重视"痰瘀互结"和"肝肾阴虚"。这种病因归纳直接指导中风的临床诊治，表明治疗中风病，息风、泻火、祛痰是主要的有效大法。实者重视祛痰化瘀，虚者重视滋水涵木。

（二）中风多见"痰浊蒙窍"，治重"豁痰醒神"

传统中医治疗脑血管病的均框于"平肝息风"或"补气活血"。然不知无论急性期、恢复期或后遗症期，大多患者形体肥胖，均见苔腻或黄腻，甚则喉鸣痰多，而且常伴头重如蒙，胸脘痞满，或者纳呆脉滑。而单以平肝息风或补气活血为治，疗效常不显著。加之痰浊不祛，肝风难息，瘀血难化。因此苔腻的脑卒中沈师主张要治重"豁痰醒神"法。豁痰宜以《三因极一病证方论·卷十·惊悸》的温胆汤为主方化裁如下。

竹茹 10g（或天竺黄 10g）	枳壳 10g	云苓 15g
陈皮 15g	石菖蒲 10g	广郁金 10g
炙远志 10g	胆星 10g（或白僵蚕 10g）	
生龙骨 30g	生牡蛎 30g	

竹茹功专清热祛痰为君药；枳实消积泻痰为臣药，因其破气太甚而易为枳壳；云苓健脾渗湿，陈皮理气祛痰，以截"生痰之源"，均为必用的辅佐药。这四味应当连用，方体现温胆汤的祛痰之功。然而半夏性温有毒，生姜味辛而温，大枣味甘而滋，甘草味甘而腻，均不利于脑卒中痰热之证而去之。痰蒙清窍宜豁宜行，故应加入开窍化湿的石菖蒲，行气活血的广郁金。痰浊热化宜清宜化，故应加入清热祛痰的胆星、僵蚕或者以天竺黄易竹茹。蒙窍者必蒙神，宜醒宜宁，故应加入醒神宁心的炙远志、生龙牡。以上组成沈师治疗痰浊中风的新方。

长期卧床患者，注意预防皮肤褥疮，先涂龙胆紫，可以红花 1~2g 煮水涂抹，未破处、溃破处，均外敷六一散；口腔霉菌感染者，以佩兰 50~100g 煮水漱口，每日数次。

（三）"化瘀"和"通腑"可提高中风病疗效水平

痰和瘀是两大致病因子和病理产物。痰和瘀又互为因果，常常互结。脑卒中有痰必致瘀，主要表现在舌质的紫暗或紫斑，舌下静脉的显露。故配用化瘀或辅以活血，是中风病提高疗效的措施。

1.化瘀序贯四法

第一步：活血养血，选用当归 10g，丹参 30g，生地 10~30g，三七粉 3~6g（冲服）。

第二步：活血化瘀，选用丹皮 10g，赤芍 10g，红花 10g，苏木 10g。

第三步：活血通络，选用鸡血藤 10g，桑枝 10g，路路通 10g，伸筋草 10g。

第四步：活血破瘀，选用地龙 10g，水蛭 5~10g，土元 10g。

沈师善用水蛭，因其有止血或破血的双向调节功能，视用量而异。止血时用量 3g 以下，破血时用量 5g 左右。惟水蛭奇臭，水煎难以服用，可改成研末装入胶囊中服用。

2. 通腑法

脑卒中多见便干或便秘，此乃腑实壅热证。反过来腑实便秘又是脑卒中病情恶化的重要诱因。因此"通腑法"也是提高中风病疗效水平的重要措施。

（1）润肠通便

全瓜蒌 30g，桃仁 10g，火麻仁 10g，何首乌 10g，白菊 10g，当归 10g。

（2）泻热通腑

制大黄 10g，知母 10g，莱菔子 10g，草决明 30g，生栀子 10g。

（3）峻下泻火

元明粉 5~10g（后下），番泻叶 3g，生大黄 5~10g（后下）。

（四）中风恢复期治重"滋水涵木"不应单一"补气活络"

治疗中风恢复期或后遗症期常法着眼于气虚瘀血阻络，每投大小活络丹、补阳还五汤之类。沈师认为痰瘀后，苔腻化薄，肝风内动之本必然显露，故中风的恢复期应重"滋水涵木"，治本息风而善后收功。方以杞菊地黄汤。

1. 活血透络

中风恢复期配用活血透络，利于肝风之息和肢体功能的恢复。沈师常选以下 6 味药。

泽兰：取其活血舒郁，又能利水退肿。代替在杞菊地黄中的泽泻淡渗泄热、补肾而不滞的佐使作用。一般用量 10g。

苏木：味辛走散，活血通经，且入心、肝、脾三经，利于肢体功能的恢复。

三七：散瘀和血，多以细末 3~6g 冲服。

鸡血藤：活血又补血，且能舒筋通络，对麻木及瘫痪均有特效。一般用量 10~15g。

此外，还可用虫类剔络的地龙和水蛭。

2. 健脾和胃

中风恢复期配健脾和胃法有两个作用：一是脾胃为生痰之源，从源头上防止痰浊再生。二是脾主肌肉四肢，健脾利于肢体恢复功能。其药有 5 味。

山楂：消食化积，又能活血散瘀，以生用为佳，一般用量 15g。

莱菔子：消食化积，又能降气化痰，以生用为佳，一般用量 15~30g。

神曲：消食和胃，以炒用为佳，一般用量 15g。

薏苡仁：健脾渗湿，又能缓解肢体拘挛，以生用为佳，一般用量 15g。

茯苓：健脾渗湿，又能安神镇静，一般用量 10~15g。

3. 稳定期以丸药巩固

生黄芪 90g，莱菔子 60g，水蛭 30g，地龙 30g，生内金 30g，鸡血藤 60g，公英 30g，共研细末装入 1 号胶囊，每次 5 粒，每日 2 次。

缺血性脑中风以脑血管痉挛栓塞为主要病理。由于脑缺血可以并发脑中风、脑萎缩、脑痴呆等。为缓解痉挛排通栓塞，以祛痰化瘀立法，沈师组成新方"醒脑克栓丸"。由水蛭 5g，川芎 5g，赤芍 10g，莱菔子 10g，石菖蒲 10g，郁金 10g 六味组成。活血醒神，豁痰透窍，主治脑病而见头重且疼，胸闷口黏，苔薄黄腻，舌质见紫斑，脉涩有力的痰瘀互结证。

（五）中风病的膳食宜忌

中风病的膳食有重要的辅助作用，不可忽视。按证类的不同而各有宜忌，在此有 5 首食谱可以选用。

（1）肝阳风火证：宜食绿豆、芹菜、菠菜、冬瓜、黄瓜、丝瓜、西瓜、柑橘、梨；忌食：羊肉、鸡肉、狗肉、鲢鱼、韭菜、大蒜、葱。

（2）痰瘀阻络证：宜食黑大豆、藕、香菇、菠菜、油菜、南瓜、桃、梨。忌食：羊肉、牛肉、狗肉、鸡肉、乌梅。

（3）痰热腑实证：宜食萝卜、绿豆、丝瓜、冬瓜、梨、香蕉、芹菜。忌食：羊肉、牛肉、鸡肉、鱼虾、鲮鱼、韭菜、辣椒、大蒜。

（4）气虚血瘀证：宜食山药、薏仁、莲肉、白菜、冬瓜、丝瓜、木耳、赤小豆；忌食：萝卜、山楂、大蒜。

（5）阴虚风动证：宜食百合、莲子、薏仁、淡菜、甲鱼、银耳、黄瓜、芹菜、鹿角菜；忌食：鱼、鸡、香菜、香菇。

中风病的治疗需要把握时机，采用综合疗法，就可减少并发症的发生，恢复肢体活动能力，提高生活质量，根据以上方法治疗，缩短了患者病程，减轻了患者病痛，提高了临床疗效。

六、沈师皮肤病的论治经验（2005年9月~2006年2月）

皮肤病是发生于人体皮肤、颜面及皮肤附属器的一类疾病。沈师对皮肤病的研究颇有独到之处，积累了丰富的诊疗经验，"有诸内必形于外"，沈师认为"治外必治内，治内能除根"。主要表现在以下几个方面。

（一）重视病因

皮肤病的病因病机虽然复杂，但归纳起来不外乎内因和外因。外因主要是风、湿、热、毒等；内因主要是七情内伤、饮食劳倦，特别是肝肾亏损。然而大多数皮肤病都与风邪有着密切的关系，当人体腠理不密、卫气不固时，风邪乘虚入侵，阻于皮肤，邪毒结聚，内不得疏通，外不得表解，使营卫不和，气血运行失常，肌肤失于濡养，则可发生皮肤病。其病变发生迅速，游走不定，泛发全身或多发头面，皮肤干燥、脱屑、瘙痒等。湿邪侵入肌肤，郁结不散，与气血相搏，多发生疱疹、瘙痒、渗液、糜烂等，病程缠绵，难以速愈。外感热邪或脏腑实热，蕴郁肌肤，不得外泄，熏蒸为患，可发生皮疹、灼热、痒痛、溃烂等，常伴身热、口渴、便秘、尿赤、苔黄、脉数等证候。凡外感六淫、内伤七情，均可导致气机不畅，气为血帅，血随气行，气滞则血凝，久则成瘀。皮肤病因失治或误治，或难治而转为慢性，其中以肝肾不足为多见。表现大多呈慢性过程，其皮损有干燥、肥厚、粗糙、脱屑并伴头晕目眩，耳鸣如蝉，腰膝酸软，失眠多梦，舌红少津，脉象弦细等全身证候。

（二）强调辨证

皮肤病的辨证，首先要对病情进行详细询问，运用四诊八纲的方法收集资料，然后再进行综合归纳，辨证分析做出正确的诊断。

1. 辨性质

皮肤病的性质主要分为急性、慢性两大类。急性大多发病急骤，发病原因多为风、湿、热等，以实证为主。一般与心、肺、脾三脏的关系最为密切，《内经》

云："诸痛痒疮，皆属于心。"因心主热，火之化，热甚则疮痛，热微则疮痒；《诸病源候论》说："肺主气，候于皮毛；脾主肌肉。气虚则肤腠开，为风湿所乘；内热则脾气温，脾气温则肌肉生热也。湿热相搏，故头面身体皆生疮也。"慢性大多发病缓慢，发病原因多为血瘀或营血不足，肝肾亏损，冲任不调，以虚证为主。一般与肝、肾两脏的关系最为密切。因肝主藏血，血虚则生风生燥，肤失濡养而为病；肾主藏精，黑色属肾，肾精不足则可产生皮肤的色素改变。

2. 辨瘙痒

一般急性皮肤病的瘙痒多由外风所致，故其症状有流窜不定、泛发而起病迅速的特点，可有风寒、风热、风湿的不同。风寒所致瘙痒，遇寒加重而皮疹色白、兼畏寒、脉浮紧等；风热所致瘙痒，皮疹色红，遇热加重，兼恶风、口渴、脉浮数等；风湿所致瘙痒，抓破有渗液或起水疱或起苔藓等。慢性皮肤病的瘙痒原因比较复杂，主要有瘀血所致瘙痒可见紫斑、色素沉着等；瘀血夹湿所致瘙痒剧烈，皮损结节坚硬，顽固难愈；痰浊所致瘙痒则常呈结节；血虚风燥所致瘙痒常有血痂或脱屑、皮肤干裂、苔藓样变等。

3. 辨疼痛

一般多由寒邪，或热邪，或痰凝血瘀，阻滞经络不通所致。寒证疼痛表现为局部青紫、遇寒加重，得温则缓；热证疼痛有红肿、发热与疼痛性皮损；痰凝血瘀疼痛可有痰核结节或瘀斑、青紫、疼痛位置多固定不移。

4. 辨皮损

皮损有原发性和继发性两种。原发性皮损有斑疹、丘疹、风团和疱疹。皮损表现为红、热、丘疹、疱疹、脓疱、糜烂等，伴有渗液或脓液。继发性常见皮损有风团、丘疹、脱屑等。皮损主要表现为苔藓样变、色素沉着、皲裂、鳞屑等。

5. 辨舌苔

舌苔由胃气所生。苔之厚薄可知邪气之深浅，薄苔为病初邪轻，厚苔为病深邪重，或痰湿阻滞。苔之润燥可知津液之存亡，苔滑润，津液未伤和痰湿内盛；苔干燥，津液已耗。苔之偏剥可知病情之虚实，苔偏于前，多见脾胃虚弱或痰浊内盛；苔偏于后，多见肝肾阴亏或湿热下注。苔腻宜祛痰利湿；苔薄应补益肝肾。

（三）治法总则

1. 辨治四要

（1）调理脾胃。《素问·平人气象论》曰："胃气为本"，脾胃运化至关重要，脾失健运，不仅影响消化吸收，而且多致水湿停滞。因此要健运脾胃，利湿消肿，截断生痰之源，且使营血生化有源。调理脾胃要从五方面入手：祛痰，投莱菔子、竹茹、云苓；开胃，用焦三仙、鸡内金；利湿，重用茵陈，一般用15g，宜后下；醒脾，入木香、枳壳、陈皮、砂仁；因痰湿食阻最易蕴热，加入清热之品，如连翘、公英、黄芩、栀子。

（2）给邪出路。皮肤病要利湿祛痰，更主要的是要给邪以出路。通过宣肺从肌表出，如用枇杷叶、桑白皮、桔梗宣肺疏风清热，透邪外出；通过淡渗从溲溺出，尿中排邪最为安全，而且排出量大，可用车前草、泽泻、竹叶、生苡仁，使湿热之毒从小便而解；通过缓泻从腑行出，如用制大黄、全瓜蒌、草决明、菊花合当归，但忌峻下，以防伤正，特别是伤脾胃之正气；通过凉血从营血出，如用丹参、丹皮、赤芍活血凉血，使瘀毒从营血得解。

（3）重视反佐。祛邪之品，常有偏性，反佐者可缓其烈性，防止偏差。如用热药时寒性反佐，选加公英、连翘、栀子、白花蛇舌草、苦参、野菊花、败酱草、黄柏；反过来用寒药时，热性反佐，选加肉桂、乌药、淫羊藿、高良姜、干姜、川椒。

（4）中病即止。祛邪药量大，久服常易伤正，故应中病即止，以防伤正，掌握三个原则：一是投药时避免攻伐太过之品，如法半夏、苍术之燥性，附片、肉桂之热性，龙胆草、白头翁之寒性，虫类药之毒性；二是清热解毒的土茯苓、苦参、板蓝根、败酱草；凉血消斑，消痈散结的紫草、红藤、三棱、莪术，这些药物虽然有利于丘疹消退，溃疡面收敛，但清热解毒之品苦寒易伤胃，凉血化瘀之品易伤正气，应取效即止，不能久用长服；三是以和胃收功善后，如餐后服保和丸3g。

2. 治法五类

（1）疏风清热。由于肺主皮毛，故皮肤病大多与肺经有关。如果肺经有热，复感外风，郁而化热，热伤血络，熏蒸肌肤而引发皮肤病，应疏风清热，凉血解毒，并且由于肺与大肠相表里，应配当归合菊花、制军、全瓜蒌清肠通腑以利于肺热的清除。

（2）祛痰利湿。寻常性痤疮多与青春期雄性激素分泌增多、皮脂腺发育旺盛等有关；或者患者过食辛辣肥厚，使肠胃积热，内不得疏泄，外不得透达，郁于皮毛腠理而发。对于这类皮肤病，宜投沈氏经验方茵陈温胆汤加减，祛痰利湿，健运脾胃，通腑解毒。根据中医理论，痰瘀互根，常常互结，故加桃仁、红花、丹参、川芎、赤芍活血散瘀，痰瘀同治，使丘疹、硬节得化。

（3）疏肝解郁。由于皮肤病患者心情抑郁，精神压力较大，多见肝郁气滞，郁而化火，肝火夹痰浊上蒸，灼伤血络，溢于肌肤而生痤疮；或者肝郁气滞，气机不畅，血脉瘀滞，精气不能上荣于面而致。况且常因情绪激动而诱发，因此，要审证求因，疏肝解郁，调整情绪，这样才能使病情稳定，瘀滞得消。

（4）补气养血。由于气血不足，复感风邪，郁于皮肤腠理之间，正邪交争而发病，用当归补血汤加味，滋阴养血，疏风止痒。主要用生黄芪、当归、生地、白芍益气养阴，柔肝养血。另外，生黄芪还能托毒外出，增强抗病祛邪能力，提高机体的免疫功能。

（5）滋补肝肾。由于肝肾不足，阴虚火旺，肾水不能上润肌肤；久病伤阴耗血。这类皮肤病不仅要治标，更要固本，用杞菊地黄汤类，滋阴养血，再酌加利湿止痒，和血息风之品，标本兼治，方可奏效。

3. 随证加减

（1）解郁。因皮肤病患者心情抑郁，精神压力较大，易致肝气郁结，郁而化火，故应加入疏肝解郁的柴胡、郁金、香附等。

（2）止痒。皮肤病最易瘙痒，用白鲜皮、地肤子、蛇床子、炒苍耳子祛风止痒，除湿解毒，因苍耳子有毒易为炒葶苈子。这是沈师总结治疗一切皮肤瘙痒的特效药对。赤芍、丹参、当归、川芎活血行血，疏风止痒，取"治风先治血，血行风自灭"之意。

（3）活血。皮肤病利湿祛痰时，要加丹参、牡丹皮、川芎、赤芍活血散瘀，痰瘀同治。

（4）补气。用生黄芪、仙鹤草既可补气，又可托毒外出，增强抗病祛邪之力。

4. 注重调理

患病期间要保持心情舒畅，避免烦躁、忧愁等，以免肝郁气滞化火而加重病情。饮食清淡，忌食辛辣肥甘厚味和鱼虾海鲜等发物；多食水果蔬菜，注意调节胃肠功能，保持大便通畅。皮损局部保持干燥、清洁，忌用热水烫洗患处和刺激性强的软膏涂敷，以防皮损范围扩大，损伤肌肤。病变部位应避免搔抓，以免感染。内衣宜柔软宽松，可减少摩擦，不宜穿毛织品。注意气温变化，自我调摄寒温，加强体育锻炼，增强抗病能力。

下篇

中医九法五径法则的
创建与临证释例

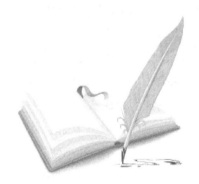

第六章　中医九法五径法则的创建

中医药学汇集了中国文化、哲学思想、人文环境、自然科学、社会心理学、军事学、决策与判断等多种学科，是一门独特的生命科学，在人类的生活中起到养生、保健、预防、治疗、康复的作用。王永炎院士提出：要想作为一个真正的中医人，必须要经历一个过程：读经典，做临床，跟名师，悟妙道。在跟随沈师的临证中，笔者深受教诲。他常常能执简驭繁，以不变应万变，尤其是治疗疑难杂症，思路新颖，组方巧妙，遣药独特，疗效显著。沈氏女科经历了650多年的传承，是属于家族传承，传男不传女，不传外姓。笔者跟随沈绍功先生学习21年，先生对笔者的评价为：思路敏捷，聪明有悟性，对他忠心耿耿。为了把他的毕生经验和家学传承给我，他打破家规，征得家族的同意，前去祭拜其父母，正式收我为沈氏女科第一个外姓及女性弟子，成为沈氏女科第20代传人，从此他打开门户广收弟子。2006年，笔者学习期满经过考核，被原人事部、原卫生部及国家中医药管理局授予证书成为他的学术经验传承人。笔者随沈师侍诊期间，不断地总结他的临证思路和处方原则，首先得到老师的认可，并在临床得以验证和提高，自己的临证水平也有了质的飞跃。有句俗话叫用药如用兵。中医临证是一个复杂的思辨和判断的过程，运用逻辑思维，演绎推理，归纳总结，认知与判断等多种方法。而且要通过患者复杂的表面现象，找出他生病的根结，才能对症下药。故笔者经过三十多年的临床领悟与总结，把中医临证法则总结为"九法五径"，以其规范临证思路，让后学者能找到临证的简捷法门。"九法"分别是用药无毒、保护脾胃、重视反佐、注意引经、中病即止、扶正祛邪、丸药缓图、注重疏通、给邪出路。"五径"为祛痰法、微发汗、调血分、利小便、通大便。另外，在辨证论治的过程中要结合疾病的轻重缓急，选择性的运用其中的法则。下面针对其法则进行详细论述。

一、九法

（一）用药无毒

中药的药源绝大部分为植物，少部分是矿物和动物。正是基于中药药源的"天然性"以及宣传上的误导，造成一些患者乃至医生只看到中药的正性作用即功效性的一面，而忽视其副作用，即危害性的一面。事实上，中药及其制剂的不良反应发生率所占的比重并不小。关于中药的毒副作用，古人早有认识。《神农本草经》明言："上品无毒，多服久服不伤人；下品多毒，不可久服。"将中药分为上、中、下三品。《素问·五常政大论》也谈道："大毒治病十去其六，常毒治病十去其七，小毒治病十去其八，无毒治病十去其九，谷肉果菜，食养尽之，无使过之，伤其正也。"

中药讲究四气、五味、归经、升降沉浮和毒性等。中药的使用方式，如配伍是否恰当、用药是否规范（配伍禁忌）、用法用量是否正确都能影响其临床用药的安全性、有效性。2005 版《国家药典》记载的毒性中药共 72 种，到2010 版《国家药典》记载的毒性中药共 83 种，除狼毒外，新增品种均增加了含量测定项。可见国家对有毒中药材日益重视，有毒中药材引起的不良反应也逐渐受到控制。

（二）保护脾胃

"兵马未动，粮草先行"。疾病治疗中若不注意顾护脾胃，粮草绝断，则势必兵败。因此，"胃气为本"乃治病宗旨。

《素问·平人气象论》篇曰："胃气为本。"《灵枢·五味》篇曰："五脏六腑皆禀气于胃。"胃气在生理上讲，代表人体的消化吸收功能，是人体抗病能力的标志。在病理上讲，"有胃气则生，无胃气则死"，所以保护胃气是防病、治病的首要。

治病首先要注意"胃气"，也就是把开胃纳谷要放在首位。纳呆一症可造成两个后患，一是影响消化吸收，降低抗病能力；二是再对证的汤药，由于纳呆影响吸收也会降低药效。因此在投药前必须问一问患者的食纳。如见纳呆，则要分清两类证情：一是苔腻、纳呆，属于湿阻中焦宜芳香开胃，投温胆汤、保和丸化裁。以竹茹、枳壳、云苓、陈皮、石菖蒲、郁金、莱菔子、焦三仙、木香、公英、连翘、生牡蛎为主；一是苔薄、纳呆，属脾不健运，宜健脾开胃，投香砂六君、养胃汤化裁，以党参、炒白术、云苓、陈皮、木香、砂仁、乌梅、芦根、生杜仲、生白芍、车前草、生山楂为主。经芳香开胃或健脾开胃施治后，患者食纳振奋，消化吸收功能恢复。再据病证投以辨证论治方药，其效必定大增。故治病要注意"胃气为本"，不可一味辨证论治而疏忽胃气之重要性。

（三）重视反佐

《素问·至真要大论》曰："逆者正治，从者反治。"释其语，即用药逆其证候而治者为正治法，如寒者热之、热者寒之等。用药从其证候而治者为反治法，如寒因寒用、热因热用、塞因塞用、通因通用等。反治法针对的证候是假象，见大寒证，实质上是真热假寒，仍当寒之；见大热证，实质上是真寒假热，仍当热之。故反治法仍然是正治法，仅仅是因假象的出现而以表面上的从治而言。正如《类经·标本论》所云："以寒治热，治真热也，以热治寒，治真寒也，是为逆取。以热治热，治假热也，以寒治寒，治假寒也，是为从取。"

反佐法属于反治的一种，其法有两种运用：一是克服副作用。在温热药中少佐寒凉药，以防热性上炎，称为"凉性反佐"。如少加公英、连翘、黄连、黄柏、栀子、丹皮、白花蛇舌草、野菊花等。在寒凉药中少佐温热药，以防寒性下泄，称为"温性反佐"。如少伍炮姜、高良姜、川椒、肉桂、乌药、细辛、葱白、小茴香等。二是防止内服药时病人的格拒呕吐采取热药冷服，寒药温服的方法，以便吸收而起药效。这两种配方和服法的反佐法均直接影响疗效，在临证时不可疏忽。故《素问·五常政大论》有训："治热以寒，温而行之；治寒以热，凉而行之。"

（四）注意引经

《孙子兵法·地形》曰："兵无选锋，曰北。"一语阐明先锋队在行军作战过程中的重要性，疾病的治疗亦是如此，选择恰当的引经药可使药到病所，专攻其邪而能增强祛邪之力。

在引经药的选择上，包括以下两点：第一，分部引经，上行者用升麻、桑枝、姜黄、葛根、柴胡、蝉蜕、菖蒲，用量宜轻；下行者用川牛膝、木瓜、独活、车前草、泽泻、生苡仁，用量宜重。第二，分脏引经，入心用川黄连、炙远志、琥珀；入肝用川楝子、薄荷、桔梗、柴胡；入脾用砂仁、干姜、法半夏；入肺用桔梗、橘红、桑白皮；入肾用黄柏、肉桂、川牛膝。临证过程中，可在辨病与辨证相结合的基础上，定出病位，应用引经药直达病所，以得事半功倍之效。

（五）中病即止

中病即止是中医治疗疾病显效后的后续治疗思路。"中病即止"的"病"多指实证而言，因为实证的邪气虽盛，正气亦旺，一经治疗，邪气只要有退衰之势，正气就能乘胜进击，驱邪之残余于体外。此时医者若以为初战收功，进而穷追不舍，继进攻剂，则常有伤正留邪之虞。恰如《孙子兵法·军争篇》所言"穷寇勿迫，此用兵之法也。"《伤寒论》中阳明腑实证痞、满、燥、实，服大承气汤后，只要大便通畅，就应停药，所谓"得下，余勿服"亦明言中病即止。

除上所述之外，处方时祛邪药量大，久服常易伤正。故中病即止需掌握三个原则：第一，投药时避免攻伐太过之品，如法半夏、苍术之燥性，附片、肉桂之热性，龙胆草、白头翁之寒性，虫类药之毒性；第二，取效即止，不宜久用长服；第三，以和胃收功善后，如服保和丸餐后 3g。

（六）注重疏通

《素问·举痛论》云："经脉流行不止、环周不休，寒气入经而稽迟……客于脉中则气不通，故卒然而痛。"故中医讲"通则不痛"，然疏通亦是给邪气出路。

中医所言疏通之法，所含甚广，正如高士宗在《医学真传·心腹痛》所言："夫通者不痛，理也，但通之之法，各有不同，调气以和血，调血以和气，通也；下逆者使之上升，中结者使之旁达，亦通也；虚者助之使通，寒者温之使通，无非通之之法也。若必以下泄为通，则妄矣。"可见，中医所言之疏通，非独下泄之法。

综上可见疏通祛邪之重要性，笔者认为疏通方能驱邪，临床常用之法有四：透窍，闭窍之邪必须透之，可用川芎、石菖蒲；理气，专通气滞之邪，可用柴胡、郁金；活血，专疏阻血之邪，可用泽兰、王不留行；温通，专散寒凝之邪，可用桂枝、川椒。

（七）扶正祛邪

疾病是邪正相争的过程。扶正者，运用扶正药物如补气、养血、温阳、滋阴以及营养、休息、锻炼等方法扶助正气；祛邪者，运用祛邪药物如发表、清热、凉血、解毒、攻下、渗湿、利水、消导、活血、理气、驱虫，以及洗胃、灌肠等方法，祛除病邪。

扶正和祛邪历来存有分歧：一派主张扶正以祛邪，扶正为先。另一派主张邪不祛，正难安，祛邪为主。还有人主张应当攻补兼施。应用扶正祛邪治则，应当一切从临床实际出发。如正虚为主，邪气不盛，当扶正为主兼以祛邪（贫血患者兼有纳呆，投养血药中加以开胃之品）；邪气亢盛，正气不太虚者宜祛邪为主兼以扶正（虚人感冒，疏散风寒药中加一味补气的参或芪）；邪气留恋，正气受损，应先祛邪，后扶正，或攻补兼施（脾虚痰湿可以先除痰湿，再健脾虚，或健脾祛痰兼施）。攻补兼施时要注意扶正不恋邪，祛邪不伤正；正虚不耐攻伐，应先扶正后祛邪（尿毒症患者亡阳，应当先回阳救逆，再排毒祛邪）。

李中梓在《医宗必读》云："初者病邪初起，正气尚强，邪气尚浅，则任受攻。中者受病渐久，邪气较深，正气较弱，任受且攻且补。末者病历经久，邪气侵凌，正气消残，则任受补。"结合邪正盛衰以定扶正祛邪之法，可作为临床应用扶正祛邪的治则。

（八）丸药缓图

《汤液本草·东垣用药心法》曰："丸者，缓也，舒缓而治之。"中药的剂型不同，作用力的强弱也不完全相同。丸药的特点是药丸入腹后，丸剂内的药物随着药衣的慢慢消融而逐步释放，因而吸收缓慢，药力持久。一般适用于慢性、虚弱性疾病。有学者认为"丸者，缓也"内涵丰富，应从"缓"的剂型特点，"缓"的使用要求，剂型和剂量的因素等方面进行理解。

笔者认为，"丸药缓图"是免于病情复发的重要措施。临床使用中一般有三种形式：一是以获效的方剂加为 5 倍药量，共研细末做成水丸或装入 1 号胶囊，每次 3g，每天 2 次，连服 2~3 个月。二是午餐、晚餐后服加味保和丸各 3g，早晚各服杞菊地黄胶囊 5 粒（每粒 0.4g），连服 2~3 个月。三是重新组成胶囊方。组方原则为既要突出健脾和胃，胃气为本（中土健运，病焉复发），又要注意滋肾柔肝，肾阴充足，肝木不亢，难见复发。在这两个原则下再视具体病证酌加几味对病对证之药，共研细末，装入 1 号胶囊（0.3g），早晚各服 5 粒，连服 2~3 个月，常可免于复发。

（九）给邪出路

中医治病讲究因势利导，给邪气出路。中医学治病八法中的"清、温、消、补、和、吐、汗、下"，无不遵循这个道理。祛邪或从汗出，或从大便出，或从小便出，或从咳吐痰而出，从而达到治疗疾病的目的。笔者结合临床经验，认为除"八法"所述之外，以祛痰法祛邪及以凉血法使邪气从营血而出，亦是以因势利导之法给邪气以出路，并在此基础上提出了给邪气出路的五条途径，即祛痰法、微发汗、通大便、利小便、调血分。

二、五径

（一）祛痰法

中医学之"痰"，又称"痰浊"，是指由多种因素导致脏腑气化功能失常，在人体内逐渐生成和蓄积的，具有黏腻性、秽浊性和致病性的代谢产物。痰之致病，主要有阻滞气机，壅塞血脉；形成窠囊，顽固缠绵；吸引他邪，相助为虐；蒙蔽心窍，闭阻神机；流散肌肤，形成肿物等特点。祛痰的途径与方式有二：或内消化解，或导痰外出。其中，以内消化解法最为常用，在疾病治疗中多将治本与祛痰相结合，既祛其已成之痰，又杜绝新痰再生。而导痰外出之法多在痰势顽固或病势危重的情况下，根据痰停部位的不同，因势利导，使其从上下而出。

需要强调的是，肺为储痰之器又与他脏不同。发病过程中，肺中痰浊相当于疾病的培养基，常合并他邪使病情加重；或引动伏邪，病情反复缠绵不愈。因此，凡肺系疾病，多以祛痰为主，兼顾他症。

（二）微发汗

《素问·阴阳应象大论》曰："其在皮者，汗而发之"，此为汗法的立论根据。根据因势利导的原则，邪在表通常用发汗法，即有一定程度的表证，因此发汗法常用于外感表证的治疗。

《素问·阴阳别论》曰："阳加于阴谓之汗。"国医大师李士懋先生认为人体正常汗出的两个必备条件是"腠理发泄"和"泄泽"，即汗液的出入路径通畅和阴阳旺盛，其本质为人体阴阳调和，精气充盛。故而《伤寒论》中，无汗表证腠理闭塞而邪气不得出，故以麻黄、杏仁宣发之力开泄腠理，以桂枝、芍药、甘草养阴和营补充汗源，从而恢复人体正常汗出以祛邪外出。

中医认为"血汗同源"，因此发汗时切忌大汗淋漓。"汗为心之液"，大汗易伤心阳和卫气。故《伤寒论》桂枝汤证中服药以发汗为度，以"微似有汗者"为佳。需要注意的是，发汗并不具有普适性，因外感火、燥、暑邪等热性"实邪"的人，应禁用此法。而平素身体虚弱，易外感之人或老人、小孩等，如果有怕冷、皮肤发紧、无汗等症状的应慎用此法，可以洗热水澡、饮热姜水的方式代替，使身体微微出汗，从而排出困在肌表的风寒之邪。

（三）通大便

排便是人体自我祛邪的重要方式之一。《素问·五脏别论》中说："魄门亦为五脏使，水谷不得久藏。"意思是说，经过人体胃肠道消化后的糟粕不能在人体内停留太久。汉代王充在《论衡》中指出："欲得长生，肠中常清；欲得不死，肠中无滓。"进一步说明了人体肠中的残渣、浊物要及时排出，才能保证正常的生理功能，达到延年益寿的目的。仲景则将长时间留在人体内的不得排出的糟粕称为"宿食"，并指出了它的许多并发症。宿食久滞，腑气不通，脾胃升降功能失常。现代研究表明，粪便长时间积存肠中会产生有毒物质，严重危害人体的健康。

笔者结合临床实践认为通大便对食积气滞等腑气不通者、痰热咳喘等肺气宣降失常者、肺胃热盛壅于肌表者效果显著，通利大便可和胃消积，通降腑气，又可降腑气以宣降肺气，治疗咳嗽等症。除此之外，通利大便还可泄热，如癫痫、狂躁症、焦虑症等一些精神疾患，证属实热盛者，均可以通大便之法使体内郁热从大便而出。但应注意通大便宜缓下，忌峻下伤正，特别是伤脾胃之正气。

（四）利小便

小便是人体水液代谢的终末产物，与汗液一样，在水液代谢中起着至关重要的作用。《素问·汤液醪醴论》云"开鬼门，洁净腑"以治疗水肿病，强调了利小便在水液代谢疾病中的作用。

首先，关于利小便的应用条件，《素问·阴阳应象大论》曰："其下者，引而竭之。"根据因势利导原则，当水液停聚在人体下部时，可用利小便的方式使诸邪从下而解。《金匮要略》曰："诸有水者，腰以下肿，当利小便。"同样说明了水停于下时，可用利小便法。

其次，《金匮要略》提出治疗湿病两大治法为"发汗""利小便"。利小便法又有二：其一，以利水为主，多应用于水液在里或在下停聚，常伴有水、湿、痰、饮等病理产物，以小便不利为主要症状表现；其二，滋阴生津而小便自利，多应用于血虚津液虚伴有小便不利，此时若只用利小便之法恐伤正气，故需补益以助小便通利。正如《伤寒指掌》所言："若大病后，汗下后，津液内竭，故不利。

若强利之，则水愈涸，必纯用养阴生津之品，则津液复而水道行矣，痢亦然。"同时指出汗多津亏者应禁利小便。

另外，人体在水液代谢异常时，如西医所提及的慢性泌尿系感染、水电解质代谢紊乱，亦可通过利小便而调整人体水液代谢平衡，从而恢复脏腑的正常生理功能。如叶天士所言："通阳不在温，而在利小便。"

（五）调血分

《温热论》云："入血就恐耗血动血，直须凉血散血，如生地、丹皮、阿胶、赤芍等物。"指出凉血散血是热邪深入血分的治疗大法。"凉血"即重用苦、寒、咸之品，以凉解血分之热，达到釜底抽薪的目的；"散血"包括活血和养阴两个方面，血热炽盛，迫血妄行，用丹皮、赤芍等凉血散血之品止血而不留瘀，且有可消散离经之血；热炽津伤，血稠行滞，用生地、阿胶等养阴之品使血中津液得充而血行流畅。

以调血分之法使邪气外出，不外乎凉血、活血及养阴之法。另外，针对血分证，《素问·阴阳应象大论》提出"血实宜决之"的调理原则，《素问·针解》亦提出"菀陈则除之者，去恶血也"。由此可见，刺血疗法亦是通过调血分以祛邪的重要方法，对皮肤病变如痤疮、脓肿、湿疹有较好的疗效。

总而言之，九法五径中，有几法要贯穿在整个法则中，例如：用药无毒、保护脾胃、重视反佐、注意引经、注重疏通、给邪出路。但是如果遇到正虚邪盛的急危重症或久病引起的正虚邪恋时要注意扶正祛邪，此时要根据气血阴阳的盛衰辨证用药，采用补气、养血、温阳、滋阴等方法扶助正气以驱除邪气，达到"正足邪自去，邪去正自安"的目的。在外感证时，要注意中病即止；对一些慢性病及疾病的恢复期，为了保证疗效，就需要丸药缓图，巩固疗效。五径为祛痰法、微发汗、调血分、利小便、通大便。在临床治疗中应注意以下几点：第一，微汗法，就是对于外感病患者，或者有疮疡及阴液耗伤、失血的患者，切不可大汗，以免亡津伤液，加重病情，选择微汗，驱邪外出而不伤正；第二，感冒初期，勿用血分药物，以免引邪入内，加重病情；第三，对于虚证、血压低及孕妇，治疗时利小便不要过量，以免伤正，耗伤津液。第四，通大便，给邪以出路，切不可关门留寇。如果腹泻者，不用通大便，而用利小便实大便之法。临证时应在辨病与辨证相结合的基础上，首辨寒热虚实，再辨卫气营血，结合五脏，立法取径，以期事半功倍。

第七章　中医九法五径法则的临证释例

案一　发热、痛经

侯某，女，42 岁，2019 年 5 月 29 日初诊（小满）。

主诉：发热，头痛，咳嗽，耳鸣，近 1 周。

[**病史**] 周身畏寒，小便频数、夜尿两次，痛经。刻下症：流黄稠涕，咳嗽有痰，大便尚调，食眠尚可，无口干渴，无咽喉痛，末次月经 4 月 27 日，量可色红。

[**检查**] 体温 37.2℃，舌质暗红，苔黄腻，双脉细。

[**辨证**] 肺主皮毛，宣发肃降，开窍于鼻，风热袭肺，束之于表，正邪相争，则发热头痛；肺气失于宣发肃降，则见咳嗽；平素怕冷痛经、尿频耳鸣、脉细为肾气不足，胞脉瘀阻；子病及母，肺气虚弱，"温邪上受，首先犯肺"，病位在肺、肾，苔黄腻，证属风热外感，痰热内蕴。

[**中医诊断**] ①发热：风热外感，痰热内蕴；②痛经：肾气亏虚，胞脉瘀阻。

[**西医诊断**] ①感冒，上呼吸道感染；②原发性痛经。

[**治法**] 疏风清热，宣肺止咳。

[**处方**]《温病条辨》桑菊饮加减。

桑叶 10g	白菊 10g	连翘 10g	薄荷 10g (后下)
川贝粉 2g (冲服)	赤灵芝 10g	丹参 30g	芦根 10g
白花蛇舌草 10g	赤白芍 各10g	天麻 10g	葛根 10g
羚羊角粉 0.6g (冲服)			

上方每日 1 剂，水煎分 2 次服。

二诊：连服 7 剂，感冒痊愈，食纳尚可，畏寒已除。声音嘶哑、眠中易醒，舌质暗红，苔薄黄，双脉细。风热外邪已去，痰湿内盛、阴虚火旺渐现，改为清热泻火，滋阴凉血的元参为君药，方用元参汤加味。

[处方]

玄参 10g	枳壳 10g	云苓 10g	陈皮 10g
升麻 10g	葛根 10g	菟丝子 10g	藿香 10g
泽兰 10g	丹参 30g	炒枣仁 20g	山萸肉 10g
刘寄奴 10g	山药 10g	白扁豆 10g	蚕砂 15g (包煎)

上方每日 1 剂，水煎分 2 次服。

三诊：续服 14 剂，咽哑痊愈，睡眠好转，早醒后 30 分钟能再次入眠，眠后犯困，腰酸腿软，大便自调，末次月经 6 月 1 日，痛经严重，经量正常，色暗块多，舌质淡暗，苔薄黄，脉细弦，太阳穴青筋明显，情绪急躁。腰酸腿软，舌暗红、苔薄黄，湿热瘀阻；脉细，太阳穴青筋明显，肝经阻络；肝经循行于胞宫致胞脉瘀阻；肺经湿热之证渐解，肾阴亏虚，肝脉瘀滞之象显现。治则改为滋阴益肾，活血通络。

[处方] 元参汤改为调肾之阴阳，方用《医极》杞菊地黄汤加味。

生地 10g	黄精 10g	生杜仲 10g	桑寄生 10g
升麻 10g	葛根 10g	菟丝子 10g	藿香 10g
泽兰 10g	丹参 30g	炒枣仁 20g	山萸肉 10g
刘寄奴 10g	山药 10g	白扁豆 10g	夜交藤 30g
牛蒡子 10g	蚕砂 15g (包煎)		

上方每日 1 剂，水煎分 2 次服。中成药：丹栀逍遥丸。

四诊：连服 14 剂，7 月 2 日末次月经，月经量少，痛经已解，经期乳胀，偶有头痛，口唇起疱，舌质淡暗，苔薄黄，脉细弦。上方去牛蒡子，加清热凉血的紫草 10g，补气养血的赤灵芝 10g，活血化瘀的生山楂 10g。中成药：红花逍遥片在经前 7 天服至经期第 4 天，增加月经量，其余时间仍服丹栀逍遥丸。调治 3 个月，痛经痊愈。

[按语] 本病患者平素痛经，刻下外感风热，而见感冒相关症状。此时，应先祛除表证后调里证，待表证解除后，再治疗痛经。月经的治疗，应遵循经前调气，经期调血，经后调肾的原则。本病患者感冒愈后，显现阴虚火旺，痰湿内盛，故以元参汤清热泻火，滋阴凉血，理气和胃。痰湿已去，转为调肾之阴阳，活血通脉，方用杞菊地黄汤化裁。

本案初期，治疗外感，九法五径中运用了五法三径，分别是：①不用有毒有害的药，所用的方药以药食同源者居多；②用引经药薄荷，直达病所；③应用赤灵芝扶正祛邪。④表证消失后，停止外感药物的应用，中病即止。⑤在驱邪方面运用了三个途径：一是白花蛇舌草利小便；二是桑叶、薄荷使邪从皮肤毛孔而出；三是赤芍使邪从血分而解。本案后期，治疗痛经，九法五径中运用了六法二径，分别是：①用药无毒，药物药性比较平和；②保护脾胃，应用山药、白扁豆、藿香，健脾祛湿；③用引经药生杜仲、桑寄生，温补肾气，引药入肾；④重视反佐，药物寒热平和，补泄兼施；⑤注意疏通气机，应用陈皮、升麻、葛根等药物以及中成药丹栀逍遥丸调理气机；⑥在驱邪方面运用了二个途径，应用云苓、泽兰利小便，邪气从小便而出；用丹参、赤芍使邪从血分而解。所以说，用药如用兵，排兵布阵很重要，去病如抽丝，要分阶段、分步骤进行调整，本病患者先后采用疏风清热，宣肺利湿，祛痰化瘀，补肾益气，最终达到疾病痊愈的目的。

案二　咳嗽

夏某，女，34 岁，2019 年 3 月 30 日初诊（春分）。

主诉：间断性咳嗽 20 余年，加重 2 个月余。

[病史] 支气管炎 20 余年，咳嗽间断发作。刻下症：咳嗽无痰、午后加重、鼻塞清涕、喷嚏鼻痒，胸闷胸痛，纳谷不馨，手脚发凉，压力较大，疲乏犯困，视物模糊，影响睡眠，腰酸发凉。既往过敏性鼻炎，过敏性哮喘病史。

[检查] 舌尖发红，舌质暗红，苔黄腻，脉细弦。手掌心青黄，大鱼际扁平。

[辨证] 患者有支气管炎、过敏性鼻炎年久，久病肺脾两虚，痰浊内伏。痰浊阻肺，肺失于宣发肃降，则见咳嗽，午后咳嗽加重为阳气不足所致；肺开窍于鼻，肺气不足，鼻窍失养，故见鼻塞、流清涕、打喷嚏、鼻咽痒等症；痰浊盘踞，胸阳不展，气机不畅，可见胸闷且痛；痰湿困脾，纳谷不香；脾虚失健，不能输布水谷精微于四肢及腰府，则见腰酸、四肢寒凉；手掌心青黄为脾虚之象，气虚则大鱼际扁平。舌尖红、苔黄腻亦为痰湿内蕴化热之证。

[中医诊断] ①咳嗽；脾阳不足，痰湿蕴肺；②喘证；③鼻渊。

[西医诊断] ①支气管炎；②过敏性支气管哮喘；③过敏性鼻炎。

[治法] 健脾扶阳，祛痰除湿。

[处方]《温病条辨》三仁汤加减。

杏仁 10g	豆蔻 10g	生苡仁 10g	紫菀 10g
珍珠母 30g	川贝粉 2g（冲服）	赤灵芝 10g	丹参 30g

牛蒡子 10g	紫草 10g	赤白芍_各10g	藿香 10g
芦根 15g	浙贝母 10g	鸡血藤 10g	老鹳草 10g
蝉蜕 5g	生蔓荆子 10g		

上方每日 1 剂，水煎分 2 次服。

二诊：连服 14 剂，偶有咳嗽，睡眠转佳，头痛沉重，肩颈麻木，食纳不香，偶有腹泻，腰易酸困，鼻咽痒轻，鼻塞流涕、喷嚏未解。舌质暗红，苔黄腻。鼻咽不适减轻故去牛蒡子、紫草；痰湿未除，偶有腹泻，加山药 10g，白扁豆 10g，生鸡内金 10g，炒白术 10g，健脾止泻，阻断生痰之源。

三诊：续服 14 剂，胸闷胸痛、咳嗽咽痒、鼻塞流涕、喷嚏头痛均减轻，四肢转暖，恶心欲呕，食欲欠佳，腰酸乏力，舌尖红，苔薄黄，双脉细。痰湿虽减，但肺胃之气上逆，故去三仁汤改为三子养亲汤加味，再加疏肝降逆之品。

[**处方**]

苏子 10g	炒葶苈子 10g	苏梗 10g	百合 10g
珍珠母 30g	川贝粉 2g（冲服）	赤灵芝 10g	丹参 30g
炒白术 10g	赤白芍_各10g	藿香 10g	紫菀 10g
芦根 10g	浙贝母 10g	山药 10g	生鸡内金 20g
蝉蜕 10g	生蔓荆子 10g	白花舌蛇草 15g	

上方每日 1 剂，水煎分 2 次服。

四诊：续服 14 剂，鼻塞流涕、喷嚏头痛已无；恶心欲呕已解，偶有咳嗽咽痒，入睡困难，舌尖红，苔薄黄，双脉细，舌象显痰湿已祛。上方去三子养亲汤、蝉蜕、川贝粉、紫菀，加桔梗 10g，牛蒡子 10g，祛痰利咽；炒枣仁 30g，养血安神；莪术 10g，破气行血，治疗食道梗阻；焦神曲 10g，健脾和胃，消食调中。

五诊：续服 10 剂，因工作紧张，经常熬夜，咽痛暗哑，无法言语 2 日，食眠好转，咳嗽加重，胸背燥热，汗出增多，舌尖发红，舌质暗红，苔根部黄腻，双脉细弦。思虑伤脾，痰热显现，咳嗽加重，效不更法。上方去牛蒡子、莪术、丹参，加川贝粉 2g（冲服），薄荷 10g（后下），五味子 10g，佩兰 10g，清热利咽，止咳醒脾。

六诊：续服 7 剂，停药 1 周后来求诊，头痛已无，咽痛已解，偶有咳嗽，鼻痒减轻，便有腹泻，食眠欠佳、脚心汗出，舌尖发红，舌质暗红，苔薄黄微腻，双脉弦。咳嗽渐愈，上方去川贝粉、薄荷、桔梗，头痛已愈去生蔓荆子。祛除痰湿加三仁汤（杏仁改为 5g 以防腹泻），清热止痒的牛蒡子 10g。

七诊：续服 14 剂，酣睡香眠，食道梗塞，食后胃胀，偶有咳嗽，脚心汗出。舌尖发红，舌质淡暗，苔薄黄微腻，双脉细弦。肺经痰湿渐祛，脾胃不和之证呈现，上方去牛蒡子、生苡仁，加木香 5g，砂仁 5g 以消胀养胃，莪术 10g 破气行血，消积止痛，睡眠转佳将炒枣仁改为 15g。中成药：香砂和胃，健脾和胃。

八诊：续服 14 剂，精神好转，咳嗽已止，睡眠正常，食谷纳香，鼻塞喷嚏、胃胀诸均减轻，偶有头痛，便一日 1~2 行，成型与溏稀交替，皮肤偶有湿疹，情绪稳定，偶发气短，舌质暗红，苔黄腻，脉细弦。痰湿显现，补气健脾、理气疏肝以祛痰，上方去砂仁、百合、佩兰、牛蒡子、生苡仁；加紫草 10g 凉血止痒，佛手 10g，白扁豆 10g 利气去湿，健脾和胃，山萸肉 10g 补益心气，扶正祛邪。

连服 14 剂，停服中药，其父母就诊反馈，咳嗽、支气管炎未再复发。

[按语]《素问·咳论》云："五脏六腑皆令人咳，非独肺也。"这个病案是久治不愈 20 多年的呼吸系统疾病，但是责之根本在于脾阳亏虚。本患者病位在肺、脾，证属阳气亏虚，痰湿内盛。治疗大法是培土生金。在治疗早期祛邪为主，化痰宣肺，少佐扶正之品，扶正祛邪。待痰湿蕴肺缓解，则以健脾和胃为主，少佐宣肺化痰之品，以治病本。九法五径中运用了七法三径，分别是：①不用有毒有害的药，所用的方药以药食同源者居多；②调理脾胃，用了生苡仁、焦神曲、生内金、木香、砂仁；③用引经药薄荷、桔梗，直达肺经病所；④注意药物的反佐，使用药物要寒热温凉适度。⑤用苏梗理气宽中，是疏利气机的药物。⑥应用补益脾土的山药、炒白术，培土生金，扶正祛邪。⑦在驱邪方面运用了三个途径：一是白花蛇舌草利小便；二是蝉蜕使邪从皮肤而出；三是赤芍使邪从血分而解。所以整个处方标本兼治，分层次治疗，排兵布阵，构思巧妙，药到病除。

案三　鼻衄

蔡某，男，26 岁，2019 年 7 月 6 日初诊（夏至）。

主诉：鼻出血，每周 2 次，近 1 个月。

[病史]反复鼻出血，熬夜后加重，血量不多，血流缓慢，血色鲜红，口腔溃疡。刻下症：心慌胸痛，疲乏无力，口干咽痛，口腔溃疡，牙龈肿痛，汗出明显，腹泻频发，食眠尚可。

[检查]舌质暗红，苔黄腻，脉弦。手掌心青黄，大拇指根部青筋凸显。扁

桃体肿大。

[**辨证**] 肺开窍于鼻,肺火内蕴,灼伤阳络,迫血外溢,乃生鼻衄。肺火不清,诸证反复,鼻衄常作;熬夜伤气耗阴,阴虚火旺,鼻衄加重;心慌胸痛、汗出明显为心气虚之证;疲乏无力、腹泻频发为脾气虚之证;阴液不足则口干咽痛、口腔溃疡;足阳明胃经循行于牙龈,胃经湿热则牙龈肿痛;苔黄腻为痰湿热象;舌质暗红,脉弦为血瘀气滞;脾虚,手掌心青黄;血脉瘀滞,则大拇指根部青筋凸显。病发在口鼻,病位在脾、心、肺、胃,证属气阴两虚,湿热内盛。

[**中医诊断**] ①鼻衄;气阴两虚,湿热内盛;②口疮;③腹泻。

[**西医诊断**] ①鼻出血;②复发性口腔溃疡;③胃肠神经功能紊乱。

[**治法**] 养阴清热,祛痰凉血。

[**处方**]《阎氏小儿方论》升麻葛根汤合经验方元参汤加减。

升麻 10g	葛根 10g	白芍 10g	赤芍 10g
元参 10g	陈皮 10g	茯苓 10g	炒白术 10g
丹皮 10g	浮小麦 30g	藿香 10g	紫草 10g
连翘 10g	赤灵芝 10g	丹参 30g	薄荷 10g(后下)

上方每日 1 剂,水煎分 2 次服。

二诊: 连服 30 剂,自述仅在服药第 2 天鼻出血 1 次,1 个月未复发,腹泻已无,牙龈肿痛已去,扁桃体肿大已消。食纳尚可,睡眠欠佳,偶有黄痰,舌质暗红,苔薄黄,双脉弦,痰湿已祛,但热象仍存;疲乏减轻,汗出仍多,口干明显,则气阴亏虚未解。效不更法,故上方加固涩滋阴的五味子 10g,固涩止汗的生牡蛎 30g,清热祛痰的桔梗 10g。

续服 14 剂,患者未再复诊,之后其同事来就诊,转告说其未再鼻出血。

[**按语**]《景岳全书·衄血论治》云:"衄血虽多由火,而惟于阴虚者为尤多,正以劳损伤阴则水不制火,最能动冲任阴分之血。"治疗须当分清虚实,本案虚实夹杂,实证清热祛痰凉血,养阴清热。虚证益气滋阴凉血。本案治疗,九法五径中运用了六法二径,分别是:①不用有毒有害的药;②保护脾胃,应用炒白术、茯苓、藿香健脾祛湿;③应用升麻、葛根,引药上行;④应用赤灵芝扶正祛邪;⑤注意疏通气机,应用陈皮理气和中,调理气机;⑥在驱邪方面运用了二个途径,一是茯苓利小便;二是元参、丹皮、紫草清热凉血使邪从血分而解。诸药合用,重在抓住病机,扶正祛邪,药到病除。

案四　口疮

耿某，女，77岁，2019年2月16日初诊（立春）。

主诉：舌涩且痛，口唇肿胀，口角疮疡1年余。

[病史] 平素劳作辛苦，脾气急躁，反复口腔溃疡，常年自服"牛黄上清片""牛黄解毒片"等清热解毒的中成药，最甚时一天服48粒牛黄上清片。多方求治，效果欠佳，愈发严重，故来门诊求治。刻下症：舌体涩痛，舌边溃疡，口唇肿胀，口腔溃疡，口角破溃，胃内灼热，口干喜饮，排便不畅，胸闷气短，食眠尚可。既往：2007年确诊冠心病，冠状动脉阻塞30%~40%，甘油三酯、胆固醇升高，50年前左眼因外伤烧灼。

[检查] 舌质红，苔光剥，双脉弦。大鱼际扁平有皱褶，大小鱼际色红，各指尖色红。

[辨证] 患者常年辛苦劳作、脾气急躁，耗气伤阴，阴虚阳亢；阴虚火旺致口腔溃疡、口角破溃、情绪急躁；痰浊中阻、心气不足、血脉运行瘀滞，则胸闷气短；口干喜饮、胃内灼热系阴液不足；口唇肿胀、舌涩因脾胃积热，津液灼伤所致；脾胃积热下移大肠、气虚肠道推动无力，排便不畅；舌苔光剥则舌痛；脉弦为气滞血瘀的脉象；气虚，大鱼际扁平有皱褶；大小鱼际色红，各指尖色红示体内热盛之象；常年服清热解毒药，苦寒之药伤及脾胃，舌质红，苔光剥，双脉弦，为气阴两伤，胃阴亏虚之象。病发在口、唇，病位在心、脾、胃、大肠，证属气阴不足，阴虚阳亢。

[中医诊断] ①口疮；气阴两虚，阴虚火旺；②便秘；③心悸。

[西医诊断] ①复发性口腔溃疡；②习惯性便秘；③冠心病。

[治法] 益气养阴，清热祛痰。

[处方]《阎氏小儿方论》升麻葛根汤合经验方元参汤加减。

升麻10g	葛根10g	白芍10g	赤芍10g
元参10g	陈皮10g	茯苓10g	枳壳10g
芦根10g	浙贝母10g	山萸肉10g	刘寄奴10g
白菊10g	石斛10g	夏枯草10g	川牛膝15g
连翘10g	当归10g	丹参30g	白花蛇舌草10g

川贝粉2g (冲服)

上方每日1剂，水煎分2次服。

二诊：连服 30 剂，胸闷已解，排便顺畅，胃热减轻，舌涩且痛，腹中热盛，不能平躺，口干口渴，腰腹喜凉。舌红少苔，脉弦。胃热减轻，光剥苔转为少苔，胃阴虚渐除；腹热显现，胃热下移至腹，患者证候仍为阴虚内热，效不更法，守法易药，上方去元参、川贝、刘寄奴；加竹叶 10g，青蒿 10g（后下），夏枯草改为 20g，大青叶 15g，连翘 20g，增加清热泻火之力，石斛改为 20g，赤灵芝 10g 益气养阴，扶正祛邪。加服中成药：丹栀逍遥丸，疏肝理气，清降肝火。

三诊：连服 30 剂，口腔溃疡已愈，口角疮疡减轻，口干舌痛减轻，舌涩腹热未解，全身燥热，二便自调，食眠尚可，舌质暗红，少苔有裂痕，情绪稳定。阴液渐增，虚热仍盛，去清热祛痰的元参汤、补肾益气的山萸肉、清热除烦的竹叶，效不更法，加大清泻胃热，凉血解毒之力，加知母 10g，生石膏 30g，金银花 10g，紫花地丁 10g，大青叶改为 30g，生苡仁 10g。

四诊：连服 30 剂，舌痛已无，疲乏无力，夜间腰腹灼热，舌质暗红，苔少薄白有裂痕，气虚仍有，虚热渐去，上方去知母、生石膏、地丁、生苡仁，加清肝明目，养阴清热的生栀子 10g，密蒙花 10g，麦冬 10g。

五诊：连服 30 剂，偶有舌尖痛，腰腹灼热减轻，容易汗出，周身燥热，喜食冷食，眼角破溃，小便热痛，舌暗红，苔薄黄，有裂痕，双脉弦。热象明显，又增热毒，继续清热解毒，上方去葛根、知母、白花蛇舌草，金银花改为 20g，加清热凉血，清泻胃火之品，地骨皮 10g，萹蓄 20g，紫草 20g，生地 10g，生石膏 30g。

六诊：连服 30 剂，腰腹灼热明显减轻，生气后，舌尖痛重，牙龈酸痛，口唇麻胀，口舌干燥，口角疱疹，视物模糊，小便烧灼感，眼眵量多，后背彻痛，汗出较多，舌质暗红，少苔有裂痕，双脉弦。患者因生气，肝火上炎，气机不通，三焦热盛。上方去生石膏、生栀子、大青叶、萹蓄，加去三焦之热的"三黄泻心汤"，黄芩 10g，黄连 5g，黄柏 10g，白花蛇舌草 15g，白芍改为 20g，连翘改为 30g，夏枯草 30g。同服中成药：丹栀逍遥丸。

七诊：连服 30 剂，自感口腔舒适，口角疱疹已消，牙龈疼痛已解，舌仍偶有涩痛，口唇偶有麻胀。腰腹灼热已无。小便偶热，口干时有，舌质暗红，少苔有裂痕，左脉沉细，右脉弦滑。阴虚内热基本调治，需进一步巩固，效不更法。上方去黄连、黄柏、白花蛇舌草、金银花、地骨皮，加清热解毒的羚羊角粉 0.3g 冲服，清热除烦的生栀子 10g，生石膏改为 60g，芦根改为 60g，紫花地丁改为 20g。续服 30 剂后停服药，共治疗 7 个月，患者家属转告，其已恢复正常。

[按语]口疮有实火、虚火之别。本案一派虚火上炎证象。阴分不足，津血亏损为阴虚，《素问·调经论》云："阴虚生内热。"长期大量服用泻火药，阴阳俱损，气阴两伤，治当清热凉血滋阴，采用上清下泻，上清者用金银花、大青叶、紫花地丁、栀子、连翘、黄芩、赤芍、白菊、夏枯草之类，清心、胃、肝之火；下泻者分利二便，白菊、当归增液行舟，润肠通便，泻热排邪；白花蛇舌草、生苡仁即清又泻，助竹叶清心利尿，引热下行。九法五径在本案中的应用：①用药无毒，不使用有毒之品；②保护脾胃，本案应用了较多的清热泻火药物，因此保护脾胃尤为重要，应用了云苓、石斛、生苡仁顾护脾胃；③重视反佐，在应用栀子、大青叶等寒性药物；④注重引经，病在心、脾、胃、大肠，选用赤灵芝、连翘入心，生石膏、石斛入脾胃，黄芩入肺与大肠；⑤疏通气机，应用丹栀逍遥丸、夏枯草、枳壳调畅气机；⑥扶正祛邪，应用石斛、赤灵芝、生地、麦冬山萸肉等补气滋阴；⑦给邪出路，应用三条路径，白花蛇舌草清热利尿，使热从小便而出；当归配白菊，生地增液行舟，润肠通便；同时生地清热凉血，使邪从血分而解。诸药合用，重在抓住病机，扶正祛邪，药到病除，祛除顽疾。

案五 失眠

张某，女，55岁，2019年4月10日初诊（清明）。

主诉：失眠15年，伴有腰寒膝凉。

[病史]15年前卵巢囊肿切除后自感眠差，刻下症：入睡困难，眠中易醒，醒后难眠，身体怯寒，腰膝寒凉，大便溏稀，日2~3行，口中干渴，食纳尚可。

[检查]舌质淡暗，苔薄黄，舌下脉络增粗，双脉细弦，面色及掌心青黄、大鱼际扁平。

[辨证]患者15年前行卵巢切除术，天癸即闭，阴阳失调；心阳与肾阴失去相互的协调关系，水火不济，心火扰动心神故失眠；命门火衰，火不生土则脾虚失健，大便溏稀；脾肾阳气不足，身体失去温煦之力，则全身怕冷，腰寒膝凉；津液不能上乘则口干口渴，脾主肌肉四肢，脾气亏虚则见手掌心和面色青黄、大鱼际扁平；舌质淡暗，苔薄黄，脉细弦，舌下脉络增粗系脾肾阳虚，气血瘀阻之象。

[中医诊断]①不寐；心肾不交，脾虚湿盛；②腹泻；③癥瘕。

[西医诊断]①失眠；②胃肠神经功能紊乱；③卵巢囊肿切除术后。

[治法]交通心肾，温阳止泻。

158

[处方]《韩氏医通》交泰丸合《医极》杞菊地黄汤化裁。

肉桂 1g	黄连 5g	生地 10g	黄精 10g
生杜仲 10g	桑寄生 10g	桑枝 20g	木瓜 20g
川牛膝 15g	川断 10g	芦根 10g	炒白术 10g
炒枣仁 30g	生牡蛎 30g	老鹳草 10g	鸡血藤 10g

上方每日 1 剂，水煎分 2 次服。

二诊：连服 14 剂，夜寐明显改善，入睡困难缓解，便溏减轻，一日 2 行，眠中易醒，腰寒怕风，口干口渴，食后胃胀，舌质淡暗，苔薄黄，脉细弦。脾虚湿盛渐去，上方去生牡蛎、炒白术；加醒脾消胀的木香 10g，安心宁神的莲子肉 10g，滋阴清热的石斛 10g。

三诊：续服 21 剂，夜寐不实依存，可睡 5 小时左右，食后胃胀已无，手脚腰膝寒凉，舌质暗红，苔薄黄。上方去桑枝、木瓜、川牛膝；加温肾阳的鹿角霜 10g，肉桂改为 2g，宁心安神的夜交藤 30g，五味子 10g，活血化瘀的红花 10g，补五脏之气的赤灵芝 5g。

四诊：连服 28 剂，夜间下肢仍凉，眠中易醒次数减少，遇凉易致腹泻，上身容易汗出，咳嗽，自服西药和川贝粉止咳。心肾不交渐去，阴阳失调更显，去调肾阴阳方，改宗上海经验方"二仙汤"以加大调肾之力，并加薄荷 10g 后下清肝泻热，藿香 10g 芳香开胃，以防滋腻，加减调治 1 个月。

[处方]

知母 5g	黄柏 5g	淫羊藿 5g	补骨脂 5g
肉桂 2g	黄连 5g	炒枣仁 30g	夜交藤 30g
老鹳草 10g	鸡血藤 10g	川断 10g	芦根 10g
木香 10g	莲子肉 10g	石斛 10g	鹿角霜 10g
红花 10g	五味子 10g	丹参 30g	赤灵芝 5g
薄荷 10g(后下)	藿香 10g		

上方每日 1 剂，水煎分 2 次服。

五诊：连服 28 剂，服药眠佳，停药眠差，咳嗽已愈，情绪不佳，脱发汗多，食后腹胀，大便溏稀，头皮瘙痒，头发泛油。心肾不交好转，痰湿化热之症状显现，上方去薄荷、木香、老鹳草、鸡血藤，加健脾化痰的白蔻仁 10g，补肾益气的山萸肉 10g；舒筋活络，善走下肢的木瓜 10g；清热凉血止痒的紫草 10g。

六诊：续服 28 剂，睡眠转佳，头皮瘙痒已无，下肢仍凉，汗出减少，食后腹胀，便稀易泻，舌质暗红，苔薄黄。心肾不交已去，脾虚湿盛仍存，守法易药，上方去白蔻仁、紫草、木瓜；加健脾止泻的炒白术 10g，醒脾行气的砂仁 10g，舒筋通络的老鹳草 10g 出入。续治 2 个月。

七诊：诸症减轻，自觉舒适，心情转佳，酣睡 4~5 小时，食纳尚可，腰膝偶凉，偶有便溏，舌质暗红，苔薄黄。不愿再服汤药，遂停服汤剂，服用香砂养胃丸巩固疗效，稳定情绪，自行调养，未再复诊。

[按语] 本案患者因为 40 岁做了卵巢囊肿切除后自感眠差，逐渐加重。主要是因为术后精血亏虚，水火不济，心神失养所致。初期治疗交通心肾，补火益土。待脾气健运，腹泻减轻后，阴阳双调，加大温补肾阳之力。九法五径法则在本案中的运用。分别是：①不用有毒有害的药，所用的药物作用平和；②调理脾胃，用了炒白术、藿香、佩兰、砂仁；③用引经药，用莲子肉、木香、川断引药直达病所之心、脾、肾；④注意药物的反佐，因为本案患者阳虚尤著，补阳之力较大，故用芦根、石斛、薄荷滋阴清热，防其补阳太过。⑤用老鹳草、鸡血藤、白蔻仁、砂仁醒脾化湿，疏通气机的药物。⑥在驱邪方面运用了三个途径：利小便，实大便，用了白花蛇舌草清热利尿，使邪从小便而解，而且寒性反佐的作用；使邪从皮肤而出用紫草；使邪从血分而解，用丹参、红花养血活血。所以处方的构思有条不紊，多靶点用药，使难治之病得以根除。

案六 高血压、心悸、水肿

任某，女，53 岁，2019 年 4 月 25 日初诊（谷雨）。

主诉：胸闷气短，心慌憋气十余年。

[病史] 患者房间隔缺损修补术后，刻下症：胸闷气短，心慌憋气，脸手脚肿，胃胀腹胀，食后嗳气，口干口黏，冷热俱怕，下肢沉重，小便频数，尿溲热黄，大便尚调，夜寐欠佳。既往高血压，脂肪肝，高血脂，心房扩大，二三尖瓣关闭不全。

[检查] 舌质暗红，苔黄腻，舌下络脉增粗青紫，双脉细弦，大小鱼际肥厚，大鱼际扁平，有褶皱。

[辨证] 心为君主之官，主血脉，开窍于舌，心病先心痛，心病传变，伤及五脏。肾气亏虚故气化无权，水液泛溢；水湿内停致脸手脚水肿；肾气不固则小便频数；气虚则大鱼际扁平褶皱；苔黄腻，脉细弦，大小鱼际肥厚为痰湿内蕴，血脉瘀滞之征。病位在心、肾，证属气化无力，水液凝聚。

［**中医诊断**］①胸痹心痛；心肾气虚，水湿内停；②心悸；③水肿。

［**西医诊断**］①高血压病；②心律失常；③水肿；④心脏房间隔缺损修补术后，心房扩大，二三尖瓣关闭不全，心功能不全 3 级；⑤脂肪肝；⑥血脂异常。

［**治法**］祛痰除湿，补益心肾。

［**处方**］《三因极一病证方论》温胆汤加味。

竹茹 10g	枳壳 10g	云苓 10g	陈皮 10g
红景天 10g	桑枝 20g	木瓜 20g	丹参 30g
炒枣仁 20g	山萸肉 10g	刘寄奴 10g	赤白芍各 10g
芦根 10g	佛手 10g	山药 10g	苏梗 10g
钩藤 15g(后下)	珍珠母 30g	白花蛇舌草 10g	

上方每日 1 剂，水煎分 2 次服。

二诊：连服 14 剂，水肿减轻，胃腹胀无，食纳尚可，反酸夹宿食，入睡困难，心悸乏力，右胁肋痛，口干口苦，腰关节痛，烘热汗出，大便频数，质稀溏薄，舌质暗红，苔黄腻，脉细弦。患者痰湿内盛，蕴而化热，改为三仁汤合茵陈蒿汤加减，清利三焦湿热。

［**处方**］三仁汤合茵陈蒿汤。

杏仁 5g	豆蔻 10g	生苡仁 10g	青蒿 10g(后下)
桑枝 20g	木瓜 20g	丹参 30g	鸡血藤 10g
炒枣仁 20g	山萸肉 10g	刘寄奴 10g	赤白芍各 10g
芦根 10g	老鹳草 10g	山药 10g	炒白术 10g
苏梗 10g	钩藤 15g(后下)	珍珠母 30g	赤灵芝 5g
白花蛇舌草 10g			

上方每日 1 剂，水煎分 2 次服。

三诊：续服 14 剂，口干已解，脸脚肿无，睡眠好转，乏力减轻，活动后胸闷气短，手肿反复，反酸嗳气，口苦仍有，纳谷不香，眼睛干涩，血压不稳，右胁肋痛，腰关节痛，闭经 3 年烘热汗出，大便一日 4~5 行，成型，小便不净，足跟痛，结膜炎，痔疮出血疼痛，舌暗红苔黄腻，脉细弦。上方去三仁汤，加白菊、白扁豆、藿香、浮小麦，钩藤改为 30g，中成药：珍珠明目滴眼液，加味逍遥丸。

［**处方**］

白菊 10g	白扁豆 10g	藿香 10g	浮小麦 30g

桑枝 20g	木瓜 20g	丹参 30g	鸡血藤 10g
炒枣仁 20g	山萸肉 10g	刘寄奴 10g	赤白芍 各10g
芦根 10g	老鹳草 10g	山药 10g	赤灵芝 10g
苏梗 10g	钩藤 30g (后下)	珍珠母 30g	炒白术 10g
青蒿 10g (后下)	白花蛇舌草 10g		

上方每日 1 剂，水煎分 2 次服。

四诊：续服 21 剂，口苦已无，血压稳定，大便已调，痔疮已愈。手肿、烘热汗出、下肢关节疼痛、腰痛乏力上述诸症均减轻；口干明显，小便频数，舌淡暗，苔薄黄，脉细弦。上方去刘寄奴、木瓜、白扁豆、藿香，加养阴生津清心的麦冬 10g，清热燥湿利尿的苦参 5g，养阴清热利湿的白茅根 30g，使热邪从小便而解。血压稳定钩藤改为 15g，清热利尿的白花蛇舌草改为 15g。

五诊：续服 14 剂，心脏不适已解，手浮肿仍反复，偶有烘热汗出，下肢关节疼痛减轻，小便频数减轻，腰痛已解，口干已无，口苦再现，血压正常，食纳尚可，偶有嗳气，入睡困难，大便正常，舌淡暗，苔薄黄，舌下络脉增粗，双脉细弦。上方去山药、白茅根、老鹳草、鸡血藤、苏梗，加炒葶苈子 30g 泻肺利水，木瓜 20g 利湿通络，石斛 10g 滋阴降火，补益脾胃，赤灵芝改为 10g，白花蛇舌草改为 30g，加大益气利水消肿的功效。加服中成药双丹颗粒，补益心气。连服 30 剂，诸证缓解，偶有手肿，不愿服汤药，继续服双丹颗粒补益心气，活血化瘀，轻补善后。2 个月后，症状已除，未再复诊。

[按语] 本案患者心脏房间隔缺损修补术后，心房扩大，二三尖瓣闭不全，心功能不全，心的生理功能紊乱，产生血脉、神明、口舌、泌尿、生殖等的病症。心与肾为水火相济之脏，心病及肾，肾气亏虚，水湿聚痰，水液泛溢，则全身浮肿。治疗应重在心肾，然而本病患者胃胀、纳食欠佳，因此，要先调理脾胃，在此基础上，补益心肾，祛痰化瘀。九法五径在本案中的应用：①用药无毒，药性平和，不用有毒药物，也不用药性峻猛之品；②保护脾胃，固护脾胃这一原则，在本案中的应用尤为重要，贯穿始终，应用云苓、木瓜、山药、炒白术等药物健脾和胃；③重视反佐。在治疗痰湿热化这一病证时，在应用温胆汤清热化痰的基础上，应用白蔻仁温化寒痰，重视反佐；④加入引经的药物，病在心肾，应用红景天、山萸肉、刘寄奴、赤灵芝等引药入心，应用老鹳草、鸡血藤引药入肾，为治疗腰痛的对药；⑤注重疏通，应用佛手、苏梗、鸡血藤等药物疏肝理气活血通络；⑥丸药缓图，应用双丹颗粒补益心气，活血化瘀，轻补善后；

⑦给邪出路，应用白茅根、白花舌蛇草清热利尿，消除水肿，使邪从小便而解；炒葶苈子利水消肿，泻肺利水，使邪从上焦肺经而解。诸药合用，补泻兼施，寒热并用，清热利湿，祛邪外出，补心益肾，经过2个月的对症治疗，病情稳定。

案七　多囊卵巢综合征、乳腺增生

陈某，女，32岁，2018年6月9日初诊（芒种）。

主诉：痛经，伴有头痛20年，月经量少2年余。

[病史] 月经初潮始发痛经，伴头痛且经前加重，近2年多月经量少。刻下症：经行腰腹坠痛，月经周期不定，时前时后，经量稀少，经期2天，色暗有块，头痛频发，经前更甚，小腹、乳房胀痛，入眠困难，眠中易醒，畏寒肢冷，胸闷腰痛，排便不畅，2日一行，食纳尚可，末次月经5月1日。

[检查] 舌尖发红，舌质淡暗，苔黄微腻，双脉细弦，手指、大拇指根部青筋凸显。

[辨证]《素问·六节藏象论》云："肾者主蛰，封藏之本，精之处也。"肾主藏精，为生命之本，元气之根，主宰人体生长发育和生殖，胞络系于肾，肾的功能失调可直接影响精血，精血不足，则月经量少；肾精匮乏，肾阳亏虚，不能温煦脏腑，寒凝胞宫，可见舌淡、畏寒、肢冷、痛经之证；肾为水火之脏，阴损及阳，阳损及阴，久之阴阳互损，月经周期不定；肾水不足，心火亢奋，水火不济，夜寐难眠，眠中易醒；足厥阴肝经，循行于头、乳房、腹部并环绕胞宫，小腹、乳房胀痛，头痛腰痛，经前加重，月经色暗，血块较多，舌质暗、脉细弦均为肝脉瘀滞，气机不通所致；血脉瘀滞则手指、大拇指根部青筋凸显；苔黄微腻为热痰舌象；痰饮阻心，则胸痹满闷。病位在肝、肾、胞脉，证属阳气不足，气机不畅。

[中医诊断] ①痛经；肾阳亏虚，肝脉瘀滞；②头痛；③不寐；④乳癖；⑤粉刺。

[西医诊断] ①多囊卵巢综合征；②痛经；③血管神经性头痛；④失眠；⑤乳腺增生；⑥寻常痤疮。

[治法] 温补肾阳，疏肝理气。

[处方]《韩氏医通》交泰丸合《医极》杞菊地黄汤化裁。

| 肉桂 1g | 黄连 5g | 枸杞 10g | 白菊 10g |
| 生地 10g | 黄精 10g | 生杜仲 10g | 桑寄生 10g |

163

夜交藤 30g	菟丝子 10g	泽兰 10g	苏木 10g
炒枣仁 30g	山萸肉 10g	刘寄奴 10g	丹参 30g
当归 10g	赤灵芝 10g	红花 10g	玫瑰花 5g
生蔓荆子 10g	天麻 10g	葛根 10g	

每日 1 剂，水煎分 2 次服。

二诊：连服 14 剂，眠已转佳，末次月经 6 月 19 日，痛经头痛减轻，月经色红量可，大便干燥，每日一行，口中黏腻，上方去枸杞、苏木、夜交藤，加补脾益气的白扁豆 10g，活血化瘀、润肠通便的桃仁 10g，加服中成药：红花逍遥丸、六味地黄丸。加减治疗 1 个月，痛经及头痛均除，进入夏季自行停药。

三诊：停药 4 个多月，进入冬季，患者做超声检查报告示：乳腺增生，结节 BI-RAD5-3，多囊卵巢综合征。再次求诊，近 4 个月脸颊两侧痤疮，便干难排，2~3 日一行，头痛头晕，眼睛干涩，胸闷憋气，痛经严重，月经量少，色黑块多，经前乳胀，晨起手麻，四肢寒凉，身体畏寒，由于天气转冷，患者肾阳虚证显现，去调肾阴阳方改用宗上海经验方二仙汤以加大调肾阴阳之力，加减服 21 剂。

四诊：经后第 3 天就诊，经量有增，身体转暖，痤疮加重，咽干口渴，排便不畅，头痛头晕，舌淡暗，苔薄黄。肾阳虚证已无，阴虚火旺证显，上方去二仙汤，经期已过，去活血化瘀药红花、刘寄奴；上方加治阴虚火旺的元参汤，加润肠通便的生草决明 30g，加大桃仁量为 20g，加清利头目的生蔓荆子 10g，解痉止痛的葛根为 30g，治痤疮用升阳透疹的升麻 30g，连服 21 剂。

五诊：排便已畅，咽干已解，口渴已无，痤疮减轻，头痛仍作，经前加重，不思饮食，食后胃胀，舌淡暗，苔薄黄，脉细弦，阴虚火旺已去，痰湿之证显现，故上方去元参汤，加治祛痰利湿的三仁汤，因在月经前期，加活血调经的红花 10g，加大月经量，经前调气，疏肝理气的玫瑰花改为 10g，乳腺结节选用散结消肿的山慈菇 10g，加服中成药：丹栀逍遥丸，增强清泻肝热，疏肝解郁之力。

六诊：续服 21 剂，痤疮渐消，行经通畅，经量增多，色红无块，已有半个月未发头痛，食纳增加，胃凉腹胀，口干口苦，排便不畅，2 日一行，舌淡暗，苔薄黄，脉细弦。痰湿之证已无，阴虚火旺证显，上方去三仁汤，头痛渐愈，去天麻、生蔓荆子、赤灵芝、玫瑰花；上方加清热泻火，凉血解毒的元参汤（去枳壳，改为理气通便的枳实 20g），理气消胀的大腹皮 20g，润肠通便的火麻仁改为 20g，清热止痒的紫草改为 15g，眠已转佳炒酸枣仁减为 15g，加服中成药：红花逍遥丸，增强疏肝理气，活血化瘀之力。

七诊：续服 30 剂，痤疮渐愈，口干苦无，体力渐复，食纳香馨，偶有胃凉腹胀，眠浅易醒，排便不畅。阴虚火旺已无，加调肾阴阳方加减，加大宁心安神的夜交藤改为 50g，患者体质属虚不受补，调肾阴阳易上火，加白菊 10g，胃凉腹胀改白蔻仁 10g，加中成药：丹栀逍遥丸，老师嘱经前调气，增强疏肝解郁。

八诊：续服 30 剂，痤疮已消，痛经已无，复查 B 超示：多囊卵巢、乳腺结节均无，月经规律，色、质、量均正常，腹胀嗳气，眠时好时差，排便无力，大便质黏，2 日一行，脱发严重，舌尖红，舌淡暗，苔薄黄，脉细弦。肾为先天之本，精血之源其华在发，脱发的治则是补肾填精。上方去调肾阴阳方，加二仙汤（因舌尖红，心火盛，将清热降火的知母增量为 10g，黄柏 10g），养血滋阴的制首乌 10g，清热降火的蒲公英 30g，除胀理气的厚朴 20g，生莱菔子 30g。加服中成药：丹栀逍遥丸，疏肝理气，清泻肝火。

九诊：续服 30 剂，不适症状均消，颜面红润，头痛已解，睡眠转佳，大便已调，一日一行，情绪平稳，脱发减轻，胃胀偶有。上方去二仙汤、厚朴、珍珠母、菟丝子，加调肾阴阳方益火补土，加木香 10g，红花 10g 理气活血；败酱草 30g，玫瑰花 10g 清热凉血；水煎服每晚服一次，续服 1 个月，停药。

[按语] 本案患者平素痛经、头痛，经前头痛加重，西医诊断多囊卵巢综合征、乳腺增生，病情复杂，属于本虚标实、虚实夹杂。治疗以元参汤、三仁汤祛痰利湿，调肾阴阳方、二仙汤调肾阴阳，先后调理 7 个月，困扰多年的顽疾治愈。九法五径法则在本案中的运用。分别是：①用药无毒，不用有毒有害的药；②固护脾胃，用白蔻仁温中和胃祛湿；③重视反佐，防止药物过于温补，加用白菊、知母、黄柏等寒性药物反佐；④善用引经药，用生杜仲、桑寄生、菟丝子入肾，用玫瑰花入肝；⑤用玫瑰花、大腹皮、厚朴、丹栀逍遥丸等疏通气机的药物；⑥在驱邪方面运用了三个途径：当归配白菊、火麻仁、桃仁等润肠通便，使邪从大便而解；利小便，用泽兰利水渗湿，而且与菟丝子配伍调整内分泌；紫草使邪从血分而解。本病案辨证准，遣药精，处方的构思有条不紊，使难治之病得以根除。

案八 不孕症、带下病

武某，女，30 岁，2018 年月 8 月 30 日初诊（处暑）。

主诉：婚后 3 年未孕，伴宫颈病变。

[**病史**] 结婚后试孕 3 年未果，2018 年 8 月 23 日宫颈细胞学检查诊断为低级别鳞状上皮内病变，高危型人乳头瘤病毒（HPV）核酸检测阳性，西医建议阴道镜检查及活检，患者因急于怀孕，未行西医治疗，遂来门诊求治。刻下症：经行腰酸腹凉，白带色黄量多，经前乳胀，神疲乏力，气短自汗，周身畏寒，眠中易醒，纳谷不香，下颌丘疹，月经规律，量色正常，二便自调。

[**检查**] 舌质淡暗，苔黄腻，左脉细弦，右脉沉细，舌下络脉增粗。宫颈细胞学检查低级别鳞状上皮内病变，12 种高危型 HPV 阳性；2 种高危型（HPV16、HPV18）阴性。

[**辨证**] 患者先天体弱，食纳不香，脾肾不足，故神疲乏力，气短自汗；肾气不足，胞宫失养，不得温煦，则经行腹凉，周身畏寒，难以受孕；肾水不能上济心火，故眠中易醒；脾虚水液代谢欠佳，化湿生痰，痰湿郁久化热，下注见白带色黄量多；熏蒸颜面则下颌丘疹；右脉沉细为肾气亏虚之象；经前乳胀、左脉细弦为肝脉瘀阻之象；苔黄腻乃痰湿内盛，蕴而化热之象；舌下络脉增粗为瘀血阻络。病位在脾、肾、下焦，证属肾气不足，湿热下注。

[**中医诊断**] ①不孕症；肾气亏虚；②带下病；下焦湿热；③不寐；④肺风粉刺。

[**西医诊断**] ①原发性不孕；②宫颈癌前病变；③失眠；④痤疮。

[**治法**] 祛痰利湿，补肾益气。

[**处方**]《三因极一病证方论》温胆汤合《阎氏小儿方证》升麻葛根汤化裁。

竹茹 10g	陈皮 10g	茯苓 10g	枳壳 10g
升麻 10g	葛根 10g	赤芍 10g	白芍 10g
浙贝母 10g	丹参 30g	浮小麦 30g	紫草 10g
白豆蔻 5g	赤灵芝 5g	老鹳草 10g	鸡血藤 10g
炒枣仁 20g	山药 10g	白扁豆 10g	白花蛇舌草 30g

上方每日 1 剂，水煎分 2 次服。

二诊：连服 14 剂，夜寐好转，痤疮减轻，痛经加重，情绪急躁，头痛昏沉，不思饮食，舌质淡暗，苔黄腻，左脉细弦，右脉沉细。痤疮减轻，故上方去升阳清热解毒的升麻；痰湿之证未解，效不更法，易药增效，温胆汤换为三仁汤（白豆蔻 10g，杏仁 10g，生苡仁 10g），清利三焦湿热；加天麻 10g，配葛根清利头目，为治疗头痛的要药；疏肝理气的佛手 10g；缓解痛经的良药蚕砂 15g_(包煎)；健胃消食的生鸡内金 15g。

三诊：续服 28 剂，情绪平稳，食纳香馨，末次月经 10 月 3 日，未发痛经，腰酸已无，头痛减轻，下颌丘疹红痒，外阴脓疱瘙痒，白带色黄量多，余证仍存，舌质淡暗，苔黄微腻。腰酸已无，去老鹳草、鸡血藤；痛经已除，去蚕砂；湿热之证明显，去三仁汤换为经验方祛痒三子汤（地肤子 10g，蛇床子 10g，炒葶苈子 10g）；外阴脓疱为热毒邪盛，加败酱草 15g，皂角刺 10g，加大清热解毒，散结排脓之力；清热凉血止痒的紫草改为 20g，连服 21 剂。

四诊：妊娠试验阳性，孕酮标值偏低，故来就诊保胎。外阴瘙痒，白带色黄，眠中易醒，脚后跟痛，腰腹脚凉，食欲不佳，二便自调，舌尖发红，舌质暗红，苔黄微腻，双脉小滑。患者已孕，补益肾气，利湿止痒，投《丹溪心法》二妙散合经验方祛痒三子汤加味。

地肤子 10g	蛇床子 10g	炒葶苈子 10g	黄柏 5g
炒苍术 10g	肉桂 2g	炒枣仁 30g	紫草 15g
败酱草 15g	山药 10g	赤灵芝 10g	白芍 10g
山萸肉 10g	鸡内金 10g		

上方每日 1 剂，水煎分 2 次服。

五诊：连服 14 剂，孕酮值正常，脚后跟痛已解，腰腹脚凉已无，睡眠明显改善，白带正常，外阴瘙痒，纳差恶心，身热汗出，口干口渴，舌尖发红，舌质暗红，苔黄腻，双脉滑。胎气正常，去山药、山萸肉；白带正常，去二妙散；苔黄腻，痰湿内盛，加三仁汤，清热祛痰的浙贝母 10g，升提气机的升麻 10g，伍清热安胎的连翘 10g，正合"胎前易清"之训。加益气除热，固表止汗的浮小麦 30g，纳差、恶心鸡内金易为健脾和胃，促进食欲的焦神曲 20g。

六诊：连服 14 剂，外阴瘙痒明显缓解，纳差、恶心减轻，偶有小腹坠痛，汗出已少，倦疲乏力，舌尖发红，舌质暗红，苔薄黄。痰湿内蕴渐去，肾气亏虚显现，上方去三仁汤、浙贝母、升麻、焦神曲；加补益肾气的山药、山萸肉，缓解腹痛的蚕砂，养阴清心的百合出入，续治 1 个月，诸症均有缓解，自行停服汤药，孕期顺利。

七诊：产后 4 个月来就诊告知，2019 年 7 月 15 日产一女孩，重 2.8 公斤，体健。2019 年 9 月 6 日宫颈细胞学检查诊断未见上皮内病变，高危型人乳头瘤病毒（HPV）核酸检测阳性，继续服中药治疗。

［按语］本案患者不孕的病因病机是肾虚、痰湿，本虚为肾阳亏虚，胞脉失养，寒客胞宫，不能摄精成孕；实邪为痰湿流注下焦，下焦湿热，浊阴上泛，胞

络不畅，胞宫失其洁净，而致胎孕难成。通过清热化湿，健脾补肾疏肝，成功受孕。但因正气未盛，热毒未清，化热流注下焦，引发孕酮低，外阴瘙痒加重，经滋补肾阴，清热解毒，凉血止痒之法调治，病情稳定，胎儿发育良好，使3年未孕的患者经中医药调治，孕足月而产，母子平安。

　　本案九法五径中运用了六法三径，分别是：①用药无毒，多为药食同源者。②保护脾胃，在不同时期分别用了白扁豆、鸡内金、山药健脾利湿。③用引经药，用升麻、葛根，引药上行，治疗面部痤疮。④注意药物的反佐，清热祛湿，应用寒凉药物的同时，配伍肉桂、菟丝子、蛇床子、白蔻仁等温性药物进行反佐。⑤疏通气机，应用陈皮、枳壳、佛手等行气宽中。⑥在驱邪方面运用了三个途径：一是，白花蛇舌草利小便；二是，皂角刺清热排脓，使邪从皮肤而出；三是，紫草使邪从血分而解。整个处方配伍得当，经过治疗，患者顺利怀孕，并且平安产子。

参考文献

［1］刘慧菊．神农本草经［M］．呼和浩特：内蒙古人民出版社，2006

［2］田代华．黄帝内经素问［M］．北京：人民卫生出版社，2005．

［3］王建．中医药学概论［M］．北京：人民卫生出版社，2007．

［4］中华人民共和国卫生部．中成药临床应用指导原则［S］．中国中医药医政发［2010］
　　30号．

［5］高士宗．医学真传［M］．南京：江苏科学技术出版社，1983：54．

［6］张景岳．类经［M］．北京：中国医药科技出版社，2011．

［7］田代华．灵枢经［M］．北京：人民卫生出版社，2005．

［8］孙武．孙子兵法［M］．北京：中国文联出版社，2016．

［9］叶桂．温热论［M］．北京：人民卫生出版社，2007：17．

［10］高士宗．医学真传［M］．南京：江苏科学技术出版社，1985

［11］刘慧菊．医宗必读［M］．呼和浩特：内蒙古人民出版社，2006

［12］李瑶．祛痰法的概念诠释与运用法则研究［D］．中国中医科学院，2014．

［13］李士懋，田淑霄．汗法临证发微［M］．北京：人民卫生出版社，2011，2-3

［14］何任，何若苹．金匮要略［M］．北京：人民卫生出版社，2005

［15］吴坤安．伤寒指掌［M］．上海卫生出版社，1957：30．

［16］沈绍功．提倡冠心病治疗新思路［J］．中国中医急症，1999，（2）：51

［17］沈绍功．胸痹心痛诊治新识［J］．中国中医药信息杂志．20001，（5）：1

［18］韩学杰．血管内皮损伤致冠心病心绞痛的机理探讨［J］．中国中医基础医学杂
　　志2001，9（4）：23

［19］韩学杰．痰瘀同治方对冠心病心绞痛血管内皮损致保护作用的临床研究［J］．
　　中国中医药学报，2003，18（1）：18

［20］韩学杰．痰瘀同治方逆转动脉粥样硬化家兔作用机制研究［J］．中西医结合心
　　脑血管病杂志，2003，1（2）：65

［21］韩学杰．高脂血症（痰瘀互结证）是冠心病心绞痛的始动和诱发因素［J］．中
　　华综合临床医学杂志，2003，8（12）：30

［22］周君富．银杏叶黄酮治疗心绞痛患者的抗自由基作用［J］．中国循环杂志，

1995，10（3）：157

［23］韩学杰.痰瘀同治方对高脂血清损伤体外培养细胞保护作用的研究［J］.中国中医基础医学杂志，2002，9（4）：23

［24］崔鸣，陈凤荣，宋清华等.氨氯地平抑制氧化型胆固醇诱导的血管内皮细胞凋亡［J］.中国病理生理杂志，2001，17（2）：104-107

［25］韩学杰，沈绍功.痰瘀同治方对实验性动脉粥样硬化家兔心肌的影响［J］.中国医药学报，2000，15（5）：31-33

［26］沈绍功，王承德，闫希军.中医心病诊断疗效标准与用药规范［M］.北京：北京出版社，2001

［27］沈绍功，陈秀贞，韩学杰，等.沈绍功中医方略论［M］.北京：科学出版社，2004